声の悩み
を解決する本

音声専門医35年——「文殊の知恵」のひとりごと

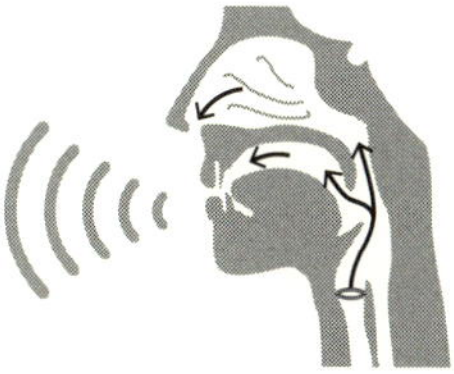

医学博士
文珠敏郎

現代書林

はじめに

〝声の相談医〟として35年間、患者さんと向き合って

声に関する本はいろいろ出版されています。目を通してみましたが、次の2つに大別できるようです。

- **医者が書いた本……**「声が出る仕組み」「良い声を出すための発声の手順」「声に関する病気の種類」「声に関する病気はどのように治療すればよいか」などについて
- **医者以外の発声指導の専門家が書いた本……**「どうしたら良い声で発声できるのか」「どうしたら声が効率的に出るか」「どうしたら人を魅了する美しい声を獲得できるのか」など、発声の方法論について

私も耳鼻咽喉科の医者ですが、音声を専門にする「臨床音声専門医」です。わかりやすい表現を使えば、〝声の相談医〟です。

一般の耳鼻咽喉科診療と並行し、35年間〝声の相談医〟を続けてきました。音

楽大学の声楽の学生、プロ歌手、教職にある方、アマチュアコーラスの方、放送関係者……と、声の悩みを持つ患者さんには、さまざまなジャンルの方がいます。

こうした方々にとって、医者を含めた第三者からするとそれほどでもないと感じることでも、非常に大問題であることがしばしばです。プロ歌手になるとその悩みは深く、解決もさらに難しくなります。

その深刻な悩みにどう応えられるのか。喜んでいただける治療はできるのか。教科書にないようなケースが出てくると、そのたびに困り、悩みもしました。

患者さんの症例とコミュニケーションを通じていろいろ勉強し、考え、その解決策を探りました。その結果、それまで苦労しても解決の糸口が見つからなかったところが、薄皮が剥がれるように、少しずつわかるようになり、解決策を提案できるようにもなりました。

すべての方々に納得できる解決法を出すこと……。これは難しいとは思います。それでも、私としてはできる限りのことをしてきたと自負しています。その経験を活かし、これまでの音声専門書とは違った、もっとくだけてわかりやすい〝声の本〟を書こうと決めました。

声を傷めてしまったとき、どう対応すればよいのか……。どうすれば声を傷めずにすむのか……。声の悩みをどう解決すればよいのか……。

これが、私の考えた〝声の本〟の内容です。

本書で示した〝声の悩み解決〟は、ほんの一部にしか過ぎません。しかし、ご自分の悩みに置き換え、解決の糸口を模索していくヒントがあるかもしれません。

これまでの例と実績から、解決の糸口が見出せない場合、発声の基本中の基本である〝呼吸〟にもう一度目を向ける必要があると私は考えています。具体的な呼吸法については、第5章で解説しました。また、声の悩みを抱えた方を診てきた経験から、呼吸に目を向けることは声の悩みの予防にもなるとも考えています。

声を仕事にしている方の中には、現在は声の悩みを抱えていない方もおられるでしょう。しかし、いつか声の悩みに直面するかもしれません。声の悩みに陥らないために、そうした方たちにも読んでいただきたいと思っています。

今、声の悩みに直面している方たちに、明るい希望が灯ること。今のままでは将来、声の悩みに見舞われるリスクの高い方たちに、そのリスクを減らすこと。

本書がそうした役割を果たせれば、これに増した幸せはありません。

目次

第2章 悩み解決のために「声」の基本を知ろう

第3章 症状の背景・情報を集めて解決の糸口をつかむ

第4章　正しい「音声訓練」が解決の突破口になる

第5章 「小文式呼吸法」で精度の高い呼吸をマスターする

第6章 ［症例別］声の悩みはこうして解決する

付章　「声を使うプロ」への8つの提言

第1章

声はさまざまな性質を持っている

〃声の相談医〃の原点は小学生時代のこの体験

声の悩みの相談に乗っていると、患者さんからしばしば質問されます。

「文珠先生、先生はどうして声に興味を持たれたのですか?」

最初に、その話をしたいと思います。

私は、大阪のど真ん中の道修町近くで生まれました。

小学校2年生のとき、空襲に遭遇しました。幸い私は防空壕に入って助かりましたが、防空壕から出てきたとき、パッと目に大阪城が飛び込んできました。空襲の前にはその場所からは見えなかったのですが、焼け野原の中に、大阪城だけがきれいに残っていたのです。その姿が、未だに強烈な印象として残っています。

その後、住吉大社まで親に連れられて行きましたが、道には焼夷弾にやられたたくさんの焼死遺体が横たわっていました。子ども心にその光景がショックだったのでしょう。それから声が出なくなりました。

あとで「運動性の失語症」ということがわかりましたが、中学に入ってもしゃべれませんでした。今であればいじめに遭っていたかもしれませんが、当時の私の周りには良い仲間がたくさんいました。そうした仲間がいたこともあり、少しずつしゃべれるようになり、高校のときには普通に話せるようになりました。

このときのショックが、声に関心を持った一つのきっかけになったような気がします。

また、私は音楽が好きで、大学受験の頃、よくラジオの音楽番組で雪村いづみや江利チエミなどの歌（ポップスやジャズ）を聴いたものです。そのうち、サッチモ（ルイ・アームストロング）の声に非常に興味を持つようになりました。

「あれだけのハスキーな声で、よくあれだけ人を魅了する歌が歌えるな……」

サッチモの歌を聴きながら、不思議だったのです。

その一方で、アンディ・ウィリアムズやフランク・シナトラ、ナット・キング・コールといった、正統派の美しい声にも興味を覚えるようになっていきました。

その頃から、将来は耳鼻咽喉科の医者になって、〝声〟の勉強がしたいという願望を持つようになったのです。

そして、大学の医学部に入り、最終学年になって今後の方針を決めるときに、当時、京都大学の耳鼻咽喉科に音声研究所があることを知り、卒後研修が終わってすぐに、同耳鼻咽喉科に入局しました。そこで指導に当たっていただいたのが、故・小池靖夫先生です。先生には、その後も先生がご逝去されるまで、教えをたまわってきました。

さて、京都大学の耳鼻咽喉科に入局した私でしたが、間の悪いことに入局半年で、小池先生は留学され、教授が替わったこともあり、音声研究所はなくなってしまいました。さらに、新しい教授の方針で聴覚研究グループで聴覚の研究をすることになりました。その後、奈良に大病院が設立され、研究グループのヘッドであった太田文彦先生とともにそこに着任しました。そこでの10年は、朝から晩まで音声のことを考える余裕もなく、ただただ診察に、手術にと明け暮れていました。

やがて、近畿大学医学部に耳鼻咽喉科教室が開講されることになり、太田先生が教授に、小池先生が助教授に就任されました。私もそこに移り、小池先生の指導のもと、音声外来の診療に携わりました。

10年ほど在籍した後、耳鼻咽喉科医院を開院し、「音声相談コーナー(音声クリニック)」を併設して、声に悩みを持つ多くの方の相談に乗ってきました。

以上が、〝声の相談医〟としての私の簡単なプロフィールです。

ここで本文に入る前に、さらに声に関するエピソードを少し書かせていただきます。

腹式呼吸がしっかりできれば24時間でも歌える

まず人間の声の限界、声の持久力についてです。人間の声の限界について、生理的にどうなっているかを私たちは教えられたことがありません。

25年以上も前の話ですが、ＡＢＣ放送で『24時間、歌うマラソン』という番組が企画されたことがあります。

「24時間歌うのですが、先生、そばにいてくれますか？　危なくなったらドクターストップをかけてください」

担当者から、こう依頼されました。「24時間も歌えるはずはない」と思いつつ、興味を覚えたので引き受けることにしました。

歌うのは、若手の落語家さんでした。歌う前に診察すると、落語家さんというのはすごいと思いました。腹式呼吸がきちんとできるのです。

練習法を聞くと、「日頃から、とにかく『声を前に出せ』と言われて練習しています。だから、少々のことでは声は傷みません」とのことでした。

私としては「セーブしながらでも、12時間歌えれば御の字だな」という感じで、番組はスタートしました。

歌うのは、『河内音頭』。それを2時間歌って10分休憩。休憩の間に、私が診察します。

「首が凝ってきたわ」

6～7時間経過する頃、落語家さんがこう言いました。首を触ってみると首筋がカチカチになってきていましたが、声は全然変わりません。

それでも、12時間くらいで少し怪しくなってきました。持参したネブライザー（吸入器）を使ったり、ビタミン剤を補給したり、大きく深呼吸したり、差し入れの糖分を補給したりで、13～14時間と経過するうちに、また状態が良くなってきました。番組終了間際でも、少しハスキー気味でしたが、声は出ていました。

「身体も疲れて、首も疲れてカチカチだけど、声は出ますよ」

番組終了後も、普通に話していたのには驚かされました。

声帯というのは、2㎝足らずの小さなものです。長いオペラなどでも、公演時間はせいぜい5時間です。5時間も歌いっ放しだったらヘトヘトで、1週間ほどは休まないと声も出せない状況になります。

休憩を挟んだものの、24時間歌えたことは驚きでした。人間の身体の可能性、声帯の可能性はここまで大きいのです。ただし、それもこれも腹式呼吸という基本の呼吸法ができていたからこそだと思います。

冷えが原因で声帯が動かなくなることもある

R・Pさんというクラシックのプロ歌手で、ドイツの宮廷歌手がいました。もう亡くなっていますが、当時、東京のNHKホールで、モーツアルトの『レクイエム』を歌ったときのことです。公演後、電話がかかってきました。

「今日は何とか終わったけれど、声が出なくなった。歌っているうちに、首のあたりが冷たくなってきた」

その電話で、彼女は通訳を介してこう言いました。

会場では、上から空調の冷風が来るようでした。彼女は肌を出したドレスを着ていますから、その冷風がまともに首に当たったのでしょう。

次の日は、大阪に移ってシンフォニーで歌う予定になっていました。

「明日の公演はキャンセルしたくない。とにかく、大阪に着いたら診てほしい」

彼女が来院したのは、夜の11時でした。

診ると、声帯が真っ白になっていました。首が血液の循環障害を起こし、声帯の動きが鈍くなってしまっていたのです。そんな声帯を見るのは初めての経験でした。

当院には、肩こりを和らげたり、突発性難聴の治療で血液循環を良くしたりする機械がありました。それは遠赤外線より波長の短い周波数を使う機械で、治療法を「極超短波治療法」と言います。

極超短波療法を30分ほど行うと、声帯の色が次第に良くなってきて、少しは声も出るようになりました。ただし、そんな状態でまともに歌うことはできません。「そばにいてときどき診てほしい」と言われましたが、私はこう答えました。

「そばにいることはできません。とにかく温かいお茶を飲むなどして身体を温め、少し睡眠薬を服用して朝までゆっくり寝てください。心配だったら、朝起きてから電話で声を聴かせてください。もし歌うのであれば、明日の演奏会を聴きに行きます」

翌日の演奏会に行くと、主治医ということで一番良い席を取ってくれました。心配がないこともなかったのですが、まったく平気な顔で、素晴らしい声で歌ってくれました。

歌う方にとって、風邪を引いて声がおかしくなることもあれば、突然思ってもみないアクシデントが発生することもあります。

〝冷え〟は声の大敵――。

歌う方には、このことをしっかり認識していただきたいと思います。

筋肉の凝りが原因でも声はおかしくなる

この方は、T歌劇団の元トップスターだった方です。そのときは自分のミュージカル劇団を率いて、1ヵ月後に控えた大きなイベントに向け、忙しく飛び回っていました。ところが、練習中に声がおかしくなり、だんだん歌うことにも支障が出てきたのです。どこの耳鼻咽喉科を受診しても「異常なし」と言われ、当院を受診されました。

「息が入りません。息がないから歌えないんです」

訴えを聞いて声帯を診ると、声帯はきれいでまったく問題ありません。医者になった頃から師匠にいつも言われていたことに、「耳鼻咽喉科の医者は絶対に首を触診すべし」という教えがあります。その教えの通り、触診してみました。

触診すると、側頸筋、後頸筋から肩甲骨にかけての筋肉がカチカチに固まって、腕を上げたり、首を回したり、横を向いたり、倒す動きができないほどで、いわゆるひどい〝凝り〟の状態でした。

「なぜ、こんなに凝っているの？　何か原因はある？」

私の質問に、その方はこう答えました。

「このイベントのために、自分で演出から振付までして、しかも歌って踊って、さらにはみんなをまとめなきゃならない。こんなに働いたのは生まれて初めて……と言っても、休むわけにはいかないし……」

そのとき、日頃から患者さんのことでもお世話になっているスポーツトレーナーの萩本晋司先生のことを思い出し、先生の経営する鍼灸治療院を紹介して施術をしてもらうことにしました。

「カチカチで、よくここまで我慢しましたねという状態でした。2週間ほどやったらほぐれてくると思います」

スポーツトレーナーの彼の言葉です。

それからストレッチや鍼をやったり、ある程度の軽い運動をしたりで、2〜3週間で息が入るようになりました。後日、この方からイベントが無事に成功したとのお手紙をいただきました。

身体のバランスが崩れると声にも影響が出る

あるバリトン歌手が、松葉杖をついて来院しました。

「1ヵ月前にスキーで転倒して大腿部骨折をし、松葉杖がないと歩けなくなりました。歌は歌えるので歌っているけれど、最近、声が少しおかしくなった。息が漏れるのです」

この方は、他院を受診していました。そこでは、「喉頭が曲がっているので、息が漏れるのは当たり前だけど、どうしようもない」と言われていました。

喉頭が曲がっているのは、「喉頭斜位」と言います。喉頭が左右いずれかにずれてしまっているため、真ん中にあるはずの声帯がずれてしまい、発声のときに隙間ができて息が漏れてしまうのです。

ずれてしまう原因として一番多いのは、胸鎖乳突筋の左右のテンションに違いができたときです。というのは、以前に2例ほど、子どもの斜頸でこの現象（胸鎖乳突筋の発育障害）を診た経験があるからです。

松葉杖をつきながら片足で歌っていると、余分なところに力が入ってしまい、身体全体のバランスが崩れてしまいます。

いずれにせよ、身体全体のバランスが崩れてくると、重心補正のために身体の各部の筋肉に緊張の歪みが生じてきます。頚の周りであれば、胸鎖乳突筋に限らず、喉頭を支持する外喉頭筋にも影響が出るはずです。ですから、日頃から正しい姿勢とバランスを心がけることが大切になります。

声帯は使わないと萎縮して声が出なくなる

あるとき、70代の男性が「声が出ない」という訴えで来院されました。

私たちの間では「高齢者の声変わりは喉頭がんを疑え」と言いますが、診察では喉頭には何も問題ありません。いつ頃からおかしいのかを聞くと、2～3ヵ月前からと言います。

「声を出していますか？」

こう尋ねると、「この半年というもの、ほとんどと言っていいくらい声を出していません」とのことでした。

実は、１年前に奥さんが亡くなり、子どももいないためにひとり暮らしで話す相手もいないそうです。奥さんが存命のときは奥さんや友人とカラオケを楽しんだりしていましたが、それもしなくなっていました。

歩かないと、足の筋肉が萎縮するのと同じで、長期間にわたって話をしないと声帯萎縮を起こします。

もともとはカラオケが好きだったそうなので、「カラオケ、行きたい？」と聞いてみると、「そりゃ、行きたいです」という返事です。

「それなら、カラオケができるところまで、音声訓練をしましょう」と言って、簡単な腹式呼吸法を教えました。その上で、３つのことを日課にしてもらいました。

①朝起きたら毎日、覚えた腹式呼吸法を10分やること
②友達に声をかけ、カラオケに行くこと
③毎朝、大きな声を出して10分新聞を読むこと

この３つを心がけてもらった結果、１ヵ月ほど経過した頃、「先生、カラオケで歌えるようになりましたわ」と、喜んで報告に来てくれました。

病気になりにくい老後を送っていただくためにも、仕事をリタイヤしたら、腹式呼吸を練習して、カラオケでも何でもいいので、大きな声で歌ってほしいと思います。

呼吸を改善すると発声の疲れが取れて柔らかい声になる

またあるとき、小学校の女性教師で、教員生活10年になる方が来院されました。

「最近、1日6時間の授業がだんだんつらくなってきました。1週間が終わると声がカスカスで、日曜日を丸々1日休んで、やっと月曜日から仕事ができる状態です」

これが、その方の訴えでした。治療法についてはあとで触れますが（160ページ「ケース6」）、小学校の教師のために沈黙療法（声を使わずにいる治療法）は使えませんし、薬物療法にも限界があります。

浅い呼吸で発声していると声帯の周りの筋肉が酷使され、疲れる——。

声を使って疲れる方は、ここに留意する必要があります。

呼吸を腹式呼吸にすると、発声の疲れが取れます。同時に、息の入る量が増え、喉頭も含めて声帯のリラクゼーション効果も期待できます。

この方にも、発声の基本である腹式呼吸をやっていただきました。

「1週間の疲れがものすごく少なくなりました」

1クール（週1回で計6回）を終えると、教職の方々はまずこう言われます。

この方もそうでした。

「声はまだ少し変ですが、疲れて声が出なくなることはありません。以前のような良い声は出ませんが、変な声でもきちんと話せます」

また、さらにこう言われました。

「怒鳴ることもありますが、子どもたちから、『先生、最近は声が少し柔らかくなって、女らしい声になったんと違う』と言われました。それがものすごくうれしかった。腹式呼吸ができると、それだけ柔らかい声が出るようになるんですね」

以後、毎回ホームルームの時間に、この先生は子どもたちに腹式呼吸を教えるようになりました。

腹式呼吸法をやるとイライラが取れ、すがすがしい気持ちになれる。子どもたちにも、そうしたすがすがしい気持ちになれることを伝えたい――。

これが、子どもたちに腹式呼吸法を教えたいと思った動機でした。ホームルームの時間は短いものですが、先生と子どもたちは一緒に腹式呼吸法を始めました。

「そのうち呼吸法だけでなく、『みんなで腹式呼吸で声にしましょう』と言ってみました。『この列はド、この列はミ、この列はソ。さあみんなで一緒に声を出して！』と言ってやってみると、子どもたちは、『えっ、私の出している声がこんなにきれいにみんなと合わせられるの！』とすごく関心を示しました」

それからは、「声に出すだけでなく、歌おうよ」となったそうです。先生は、簡単な歌でもみんなで合唱できるように考えながら、腹式呼吸法を使った歌い方を教えました。

「生徒がみんな夢中になって、私のほうを見てくれるようになりました。授業もやりやすくなったし、怒鳴るようなこともなくなりました。腹式呼吸法を教わり、みんなに良い声を与えることがいかに大切かということがよくわかりました」

子どもたちが、腹式呼吸法で良い発声ができるようになること。また、情操教育の面でも、声を出して歌うことは非常に良いことです。

この言葉を聞き、「自分のアイデアで、よくぞそうしたところまで呼吸法を活かしてくれた」と、私も感激しました。

第2章

悩み解決のために「声」の基本を知ろう

診察室で説明している「発声の仕組み」

たくさんの方が声の悩みを持っておられること。そして、その悩みの内容には多様性があること——。

声の悩みを持つ方々と接して、最初に驚いたことがこれでした。それ以降も、新しい患者さんと接するたびに、同じような驚きを感じさせられたものです。それは、現在も変わりません。

音響学や音声生理学、声のメカニズムから仕組みまでの研究、そして声の病態学などは非常に発達しています。それに比べると音声学、中でも歌唱に関する科学は非常に遅れています。

声というものが出てくる現象を捉え、その問題をどう解決するか……。

この問題はなかなか難しいのです。

声の悩み解決には、患者さんが発声の仕組みを知ることも必要です。診察室では患者さんの話をよく聴き、発声の仕組みをお話することになります。

プロの方の半数は、発声の仕組みを熟知しておられます。一方、音楽大学の学生でも、発声の仕組みをあまり知らない方がいます。

まして、一般の方はほとんどご存じありません。「声は普通に出るもの」と思っている方がほとんどだからです。

診察室でお話するような発声の仕組みについては当然、学生時代にも勉強しました。しかし、〝声の相談医〟としての私には、３つの大学で音声生理学講師を務めた経験がとても役立っています。

最初の講師は相愛大学音楽部で、近畿大学医学部の音声外来に勤めていたときに、「音声生理学の講座をつくるから来てほしい」とお誘いを受けました。

「私は医者ですから、医療はできるけれど、音楽大学の先生は務まりません」

こうお断りしたのですが、結局、非常勤講師として月数回の講義を受け持つことになりました。

その後、大阪芸術大学と大阪音楽大学の声楽科でも音声生理学の講師を務めました。

音声生理学と言っても、声のことについて、特に声楽に関することなどではなく、声の出る仕組みとか、筋肉や骨格、関節についての解剖生理学的な話が主体でした。

それでも、教えるためにはそれなりの細かい勉強も必要です。人間の身体の生理学、解剖学など、医学部の学生だった頃以来、久しぶりに勉強したものです。このときの勉強は現在の私の大きな財産になっています。

「診察室で、先生は患者さんに、どのように仕組みについて話すのですか？」

こう思われる方もいるでしょう。

この章では、そのときの講義でお話したような内容について簡単に紹介していきたいと思います。

声は「呼吸・音源・共鳴」の3要素で成り立つ

私たちは、声で話をしたり、歌を歌ったりします。

音声学では声のことを「音声」と言いますが、堅苦しくなるので、本書では「声」を使いたいと思います。

声が成り立つためには、「呼吸」「音源」「共鳴（構音）」の3要素が必要です。「構音」というのは、「言葉をつくる」ことです。

・**呼吸＋音源＋共鳴**……声　（ヴォイス）→非言語　※この場合は狭義の「声」
・**呼吸＋音源＋構音**……言葉（スピーチ）→言語

「声（ヴォイス）と言葉（スピーチ）はどう違うの？」


この疑問は、しごくもっともな疑問です。

たとえば、あなたが「ア」と発音したとします。

このとき、自分では意識していないかもしれませんが、あなたの「ア」は２つの情報を持っています。

・**言語的情報**………たとえば、「ア」は日本語の５母音の１つで、言葉をつくる上で明らかに言語的情報を持っています。
・**非言語的情報**……「ア」というその音には、あなたが男性か女性か、あるいは大人か子どもかといった情報があります。あなたが怒っているか、喜んでいるか。そして、歌声もそうです。

人間の声を言語的側面から見たときは、「言葉（スピーチ）」という表現が用いられる。逆に、非言語的側面から見たときは、「声（ヴォイス）」（狭義の「声」）という表現が使われる――。

おわかりいただけたでしょうか。ちょっと専門的になりましたが、これが言葉と声の違いです。

なお、本書に出てくる「声」は、広義の「声」とお考えください。

このメカニズムで私たちの声は出ている

音声器官は「呼吸器官」「発声器官」「共鳴器官（構音器官）」の3器官を指します。

・**呼吸器官**……発声するためのエネルギー源となる肺、気管、気管支、呼吸筋（横隔膜を含む）

・**発声器官**……声のもとになる喉頭原音（音源）がつくられる喉頭（声帯）

・**共鳴器官（構音器官）**……音色・響きなどを引き出し、同じ場所で言葉をつくる器官（喉頭より上の部分にある咽頭、口腔、鼻腔、副鼻腔など）

これらをまとめたのが、次ページの図1です。

それではまず、声の音源となる「発声器官」にある「声帯」について詳しく説明していきます。

図1　音声器官の構造

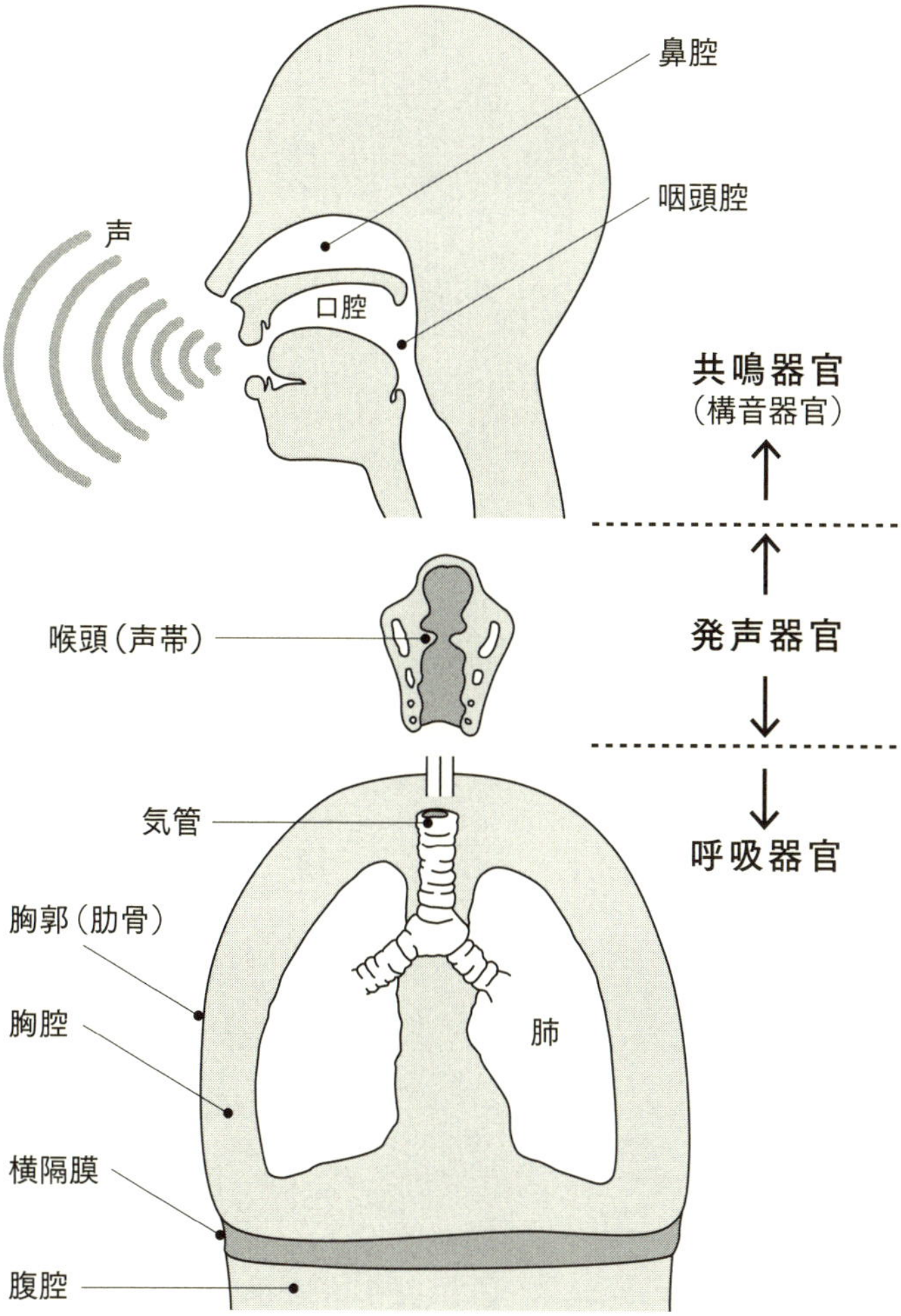
鼻腔
咽頭腔
声
口腔
共鳴器官
（構音器官）
喉頭（声帯）
発声器官
気管
呼吸器官
胸郭（肋骨）
胸腔
肺
横隔膜
腹腔

声帯は、左右2枚のひだからなっています。場所は喉の奥、咽頭下部から気管へ通じる部分（喉頭）にあります。

声は、息の流れからつくられます。息を吸うとき、左右の声帯は開き、空気は自由に通過できます。声を出すときには閉じ、息を吐き出します（次ページ図2・写真及び38ページ図3）。

このとき、通過する空気の流れ（呼気）は声帯の振動（開閉）の数だけ分断され、気流の振動波をつくります。私たちは、その振動波を「音」として聞いているわけです。

声帯の振動そのものを音として聞いている……。

人によっては、こう思っている方がいます。しかし、私たちが聞いている音は空気の振動波で、声帯の振動そのものではないのです。

音質（声質）は、声帯の構造によって異なります。

男性は、女性や子どもよりも低い声を出します。それは声帯が太く、長いために振動数が少ないからです。

しかし、はっきりした言語とするためには、口や舌の動きも必要です。

図2　上から見た声帯（喉頭内面）

[息を吸っているとき]

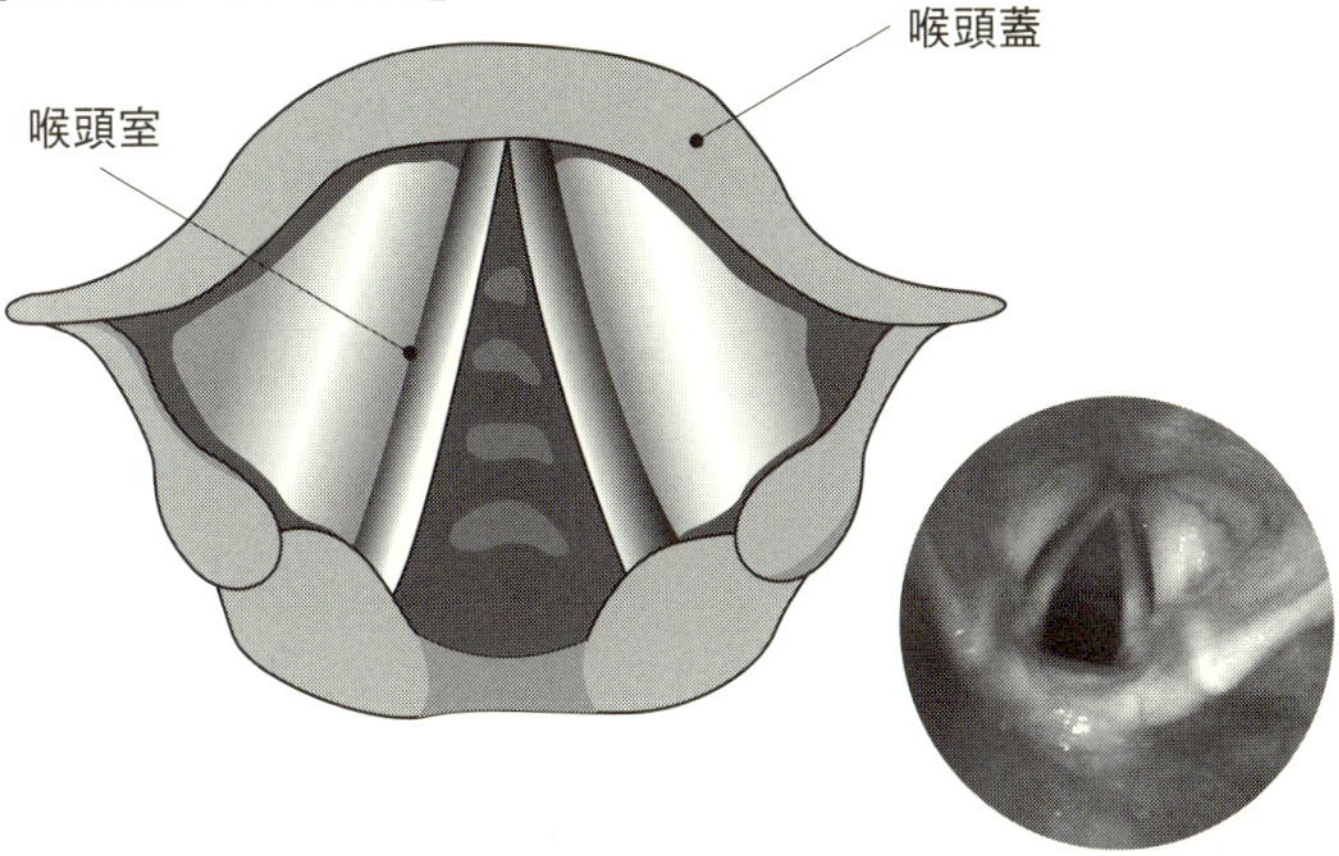

[発声しているとき]

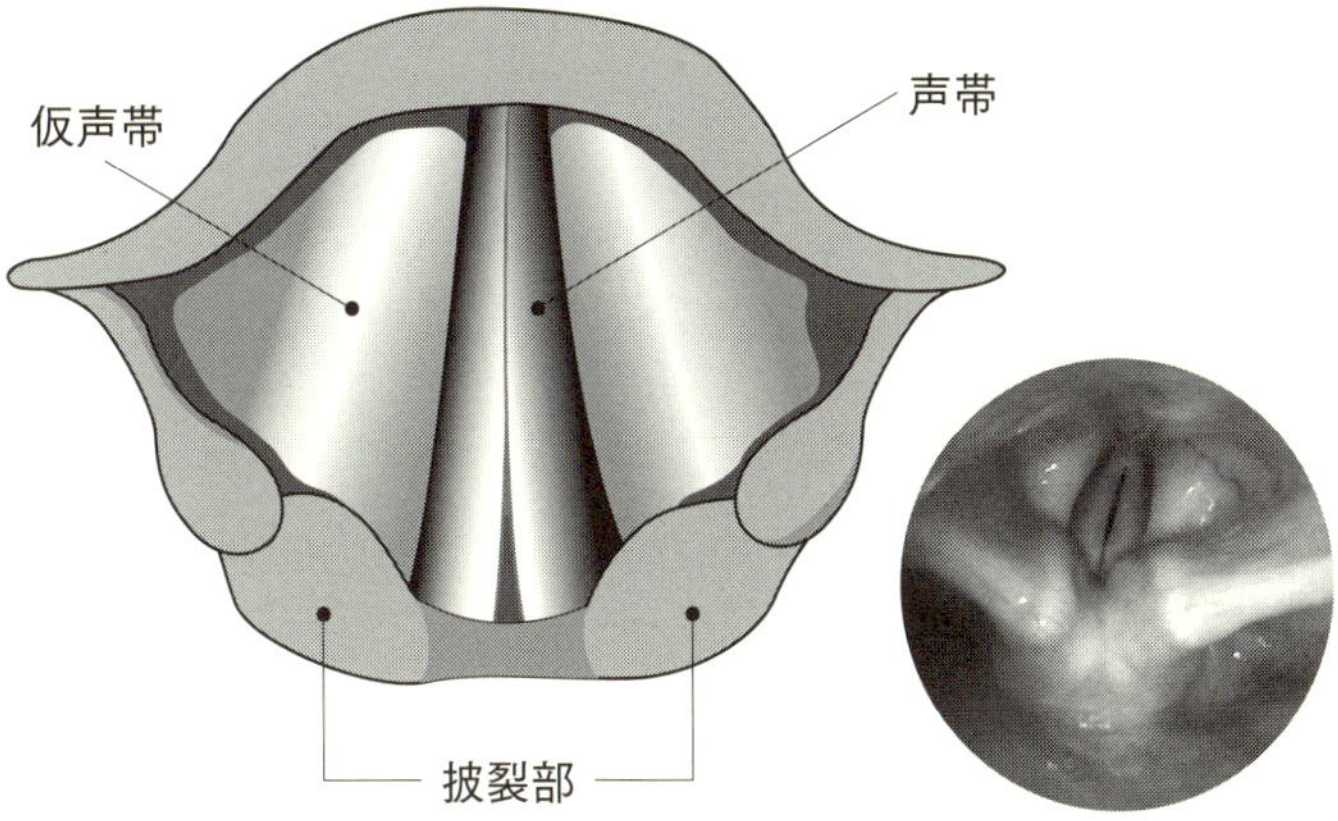

図3　正面から見た声帯（喉頭内面）

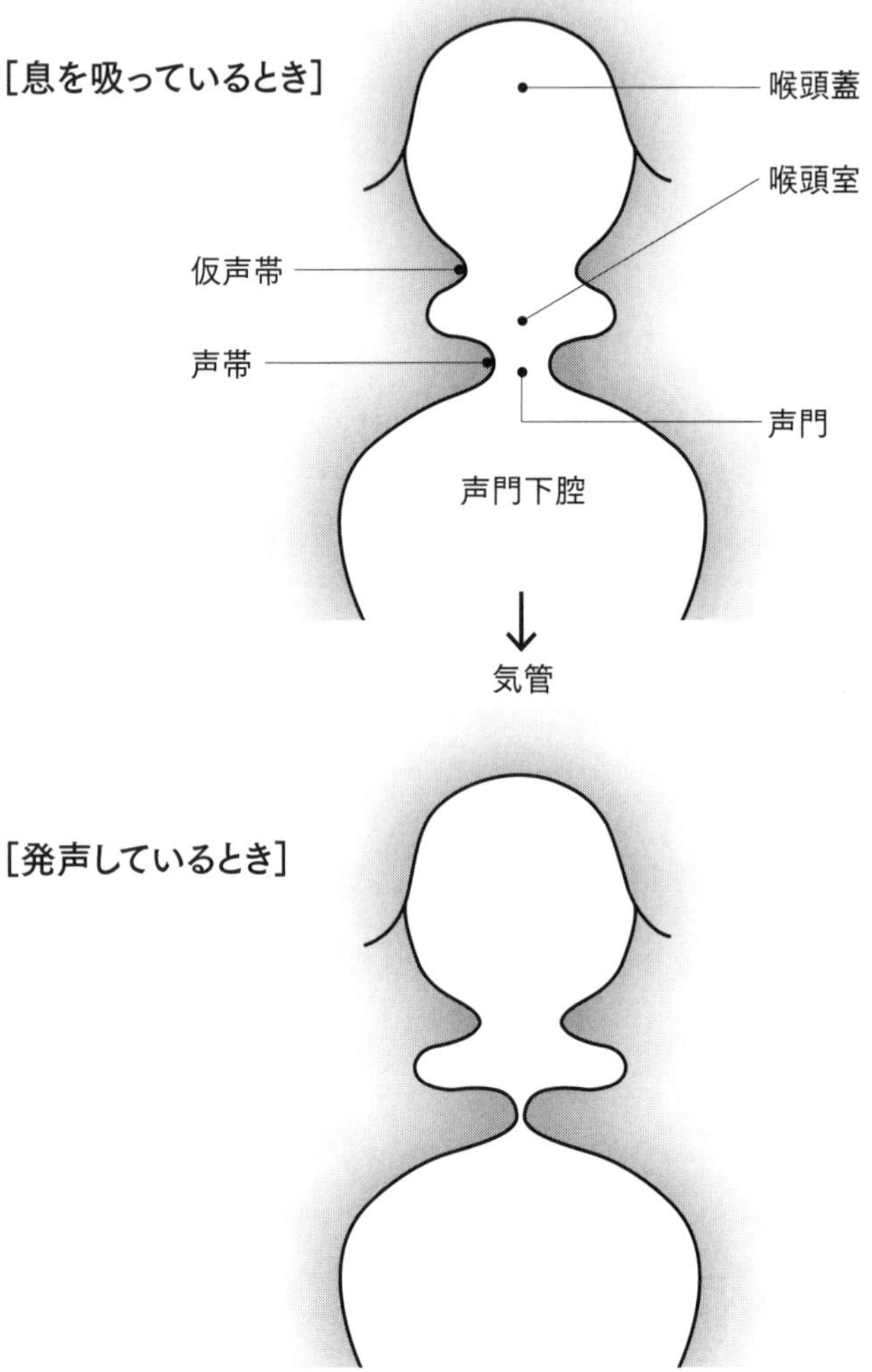

肺に空気を入れることで呼吸は成り立っている

次に「呼吸器官」に関して説明していきます。

今お話したように、発声するためには呼吸をしなければなりません。

呼吸では、最終的に肺でたくさんの息の出し入れをします。その肺は、自分自身では呼吸することはできません。

肺は、呼吸させられている――。

呼吸のメカニズムでは、このことをまず理解してください。

また、次ページの図4のように、肺を取り囲む壁は、胸郭と底面が腹部の横隔膜という筋膜で区切られています。

その横隔膜を境にして上部を「胸腔」、下部を「腹腔」と言います。胸腔は鎖骨、胸骨、肋骨、肋軟骨、脊椎で囲まれ、「胸郭」をつくっています。胸郭は肺を保護し、収納するための骨格です。

心臓は、自力で拡張したり、収縮したりしています。しかし、胸郭と横隔膜に囲まれた

図4　呼吸のメカニズム（ドンデルス氏の呼吸模型）

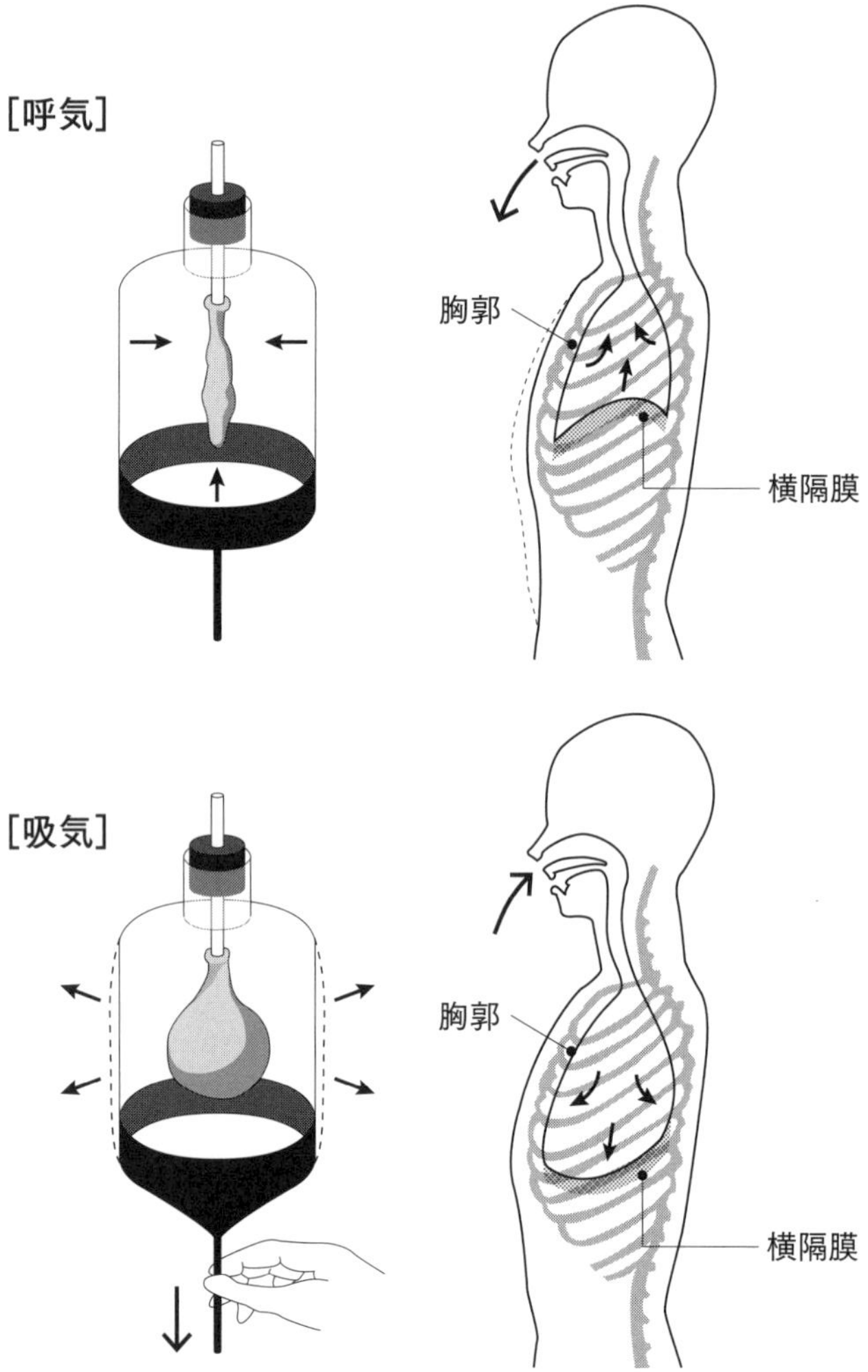

肺そのものに、そうした機能はありません。

では、私たちの肺に、どうやって空気が入るのでしょうか？

肺に空気を入れるためには、２つの方法しかありません。

①肺を取り巻く外壁（胸郭）を前後、左右、上に拡大する

②胸部の底面で横隔膜を下げ、胸郭腔のスペースを広げる。そのことで、肺に空気が入っていく

①の方法が「胸式呼吸」、②が「腹式呼吸」になります。

前ページの図４にあるように、ボトルの中は密封されています。

この「ドンデルス氏の呼吸模型」を見ればわかると思いますが、ボトルの底と側面壁を動かし、風船である肺を膨らませたり、縮めたりしているわけです。ボトルの底辺部が「横隔膜」、側面壁は「胸郭」ということになります。あとでお話する腹式呼吸法は、この横隔膜が主役となる呼吸法です。

声に関係する道には「気道」と「声道」がある

呼吸の際、息の通る道を「気道（呼吸道）」と言います。気道は声帯を境目にして口腔側を「上気道」、肺側を「下気道」と呼んでいます。

・**上気道**……口腔、鼻腔、咽頭（上咽頭、中咽頭、下咽頭）、喉頭など
・**下気道**……気管、気管支、肺など

「咽頭」とか「喉頭」は、あまりなじみのある言葉ではありません。一般に言う喉（のど）は、この咽頭と喉頭を総称して使っています。

・**咽頭**……鼻腔や口腔とつながる部分。下端は食道に続き、消化管の一部として食べ物を食道へ導く働き（嚥下）をしている。また、喉頭を介して空気を浄化しながら肺へ送り込むほか、共鳴腔としての働きも兼ね備えている。
・**鼻腔**……温度や湿度の調節、防塵、嗅覚などの生理作用のほかに、口腔と咽頭とともに、共鳴・構音をつくり上げる大切な器官である。
・**喉頭**……気管につながる部分で、咽頭の下にある。呼吸器を飲食物の侵入から守る喉頭

図5　鼻・咽頭・喉頭・気管の構造

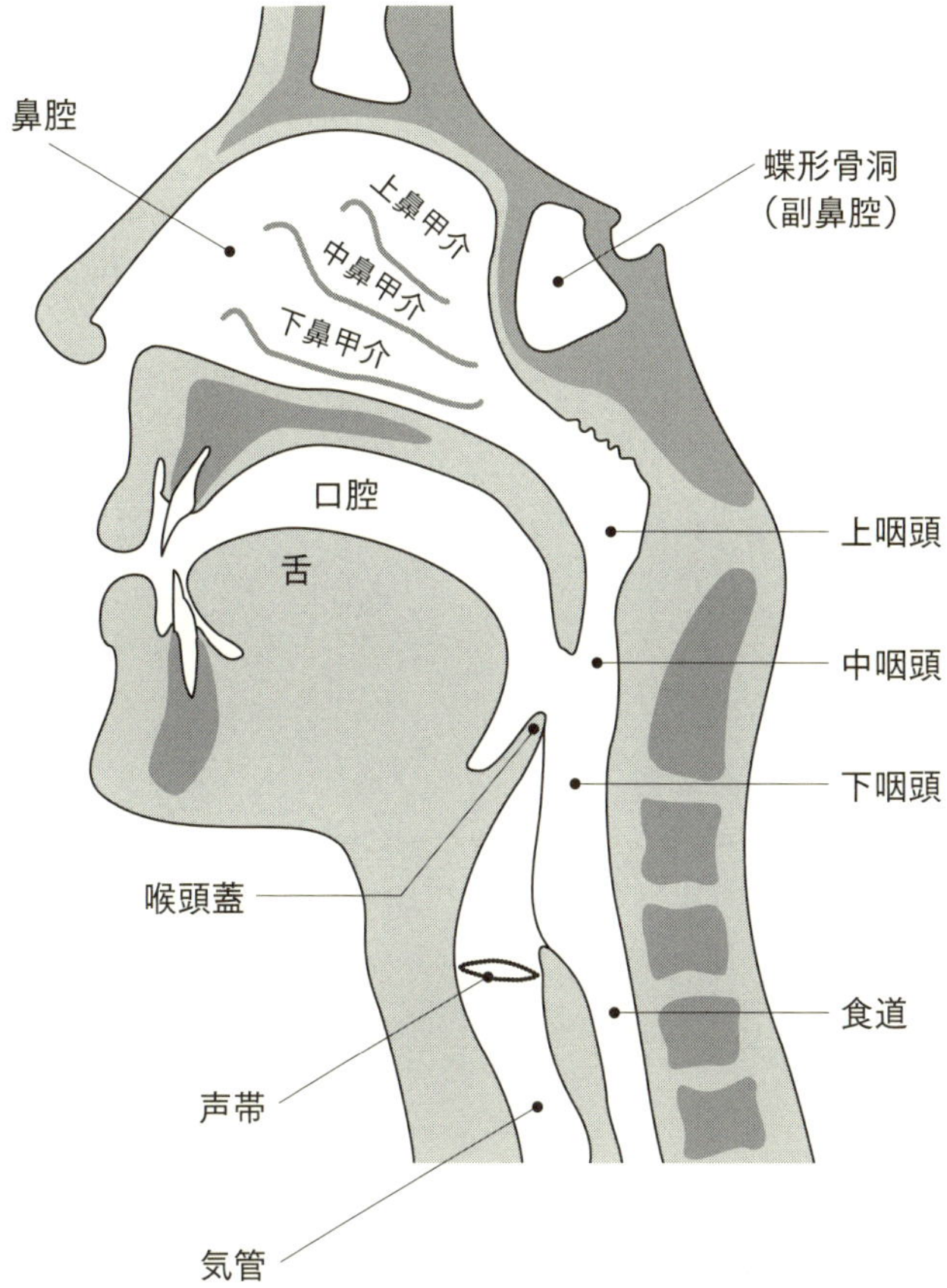

図6　口腔・咽頭の構造

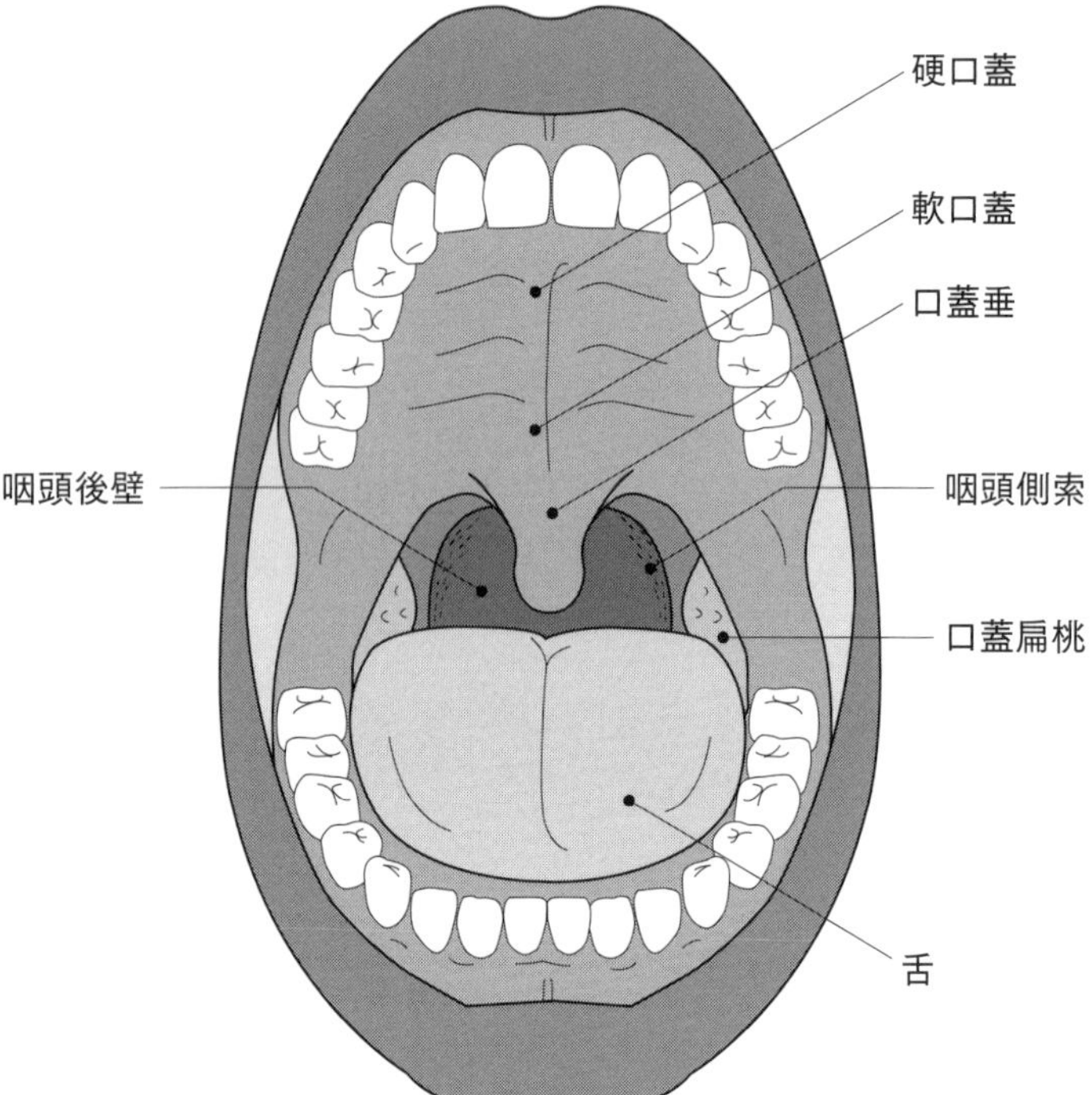

蓋や、発声器としての声帯があるほか、空気の通り道としての大切な役目もある。

一方、「声道」は、声帯でつくられた声が通る道です。喉頭から咽頭、口腔から口唇に至るルートと、もうひとつは咽頭、鼻腔に抜けるルートです。

「気道」は本来、呼吸のための〝息〟を運ぶ道。その一方、上気道では、声帯でつくられた〝声〟を運ぶ「声道」でもある――。

この共用部分をしっかり理解し、あやふやにしておかないことです。

私たちは、呼吸せずに生きていくことはできません。〝息の道〟を担当する気道では、生きていくために、それなりにしっかりした呼吸機能をまっとうしてもらう必要があります。そして、声をつくり、それを運ぶ〝声の道〟として役割を果たす声道では、共鳴・構音でしっかり役目を果たしてもらわなければなりません。

発声では、気道と声道の両者の連携がスムーズに行われる必要があります。

今、喉にある2つの通り道（気道と声道）についてお話しました。喉にはもう一つ、飲食物の通り道である「食道」もあります。私たちの場合、食物の通る道（食道）と、息の通る道（鼻から気管の入り口まで）は、途中まで共通の道になっています。

発生学的には、声帯は食べ物などが気管のほうに入ることを防ぐ弁です。そのため、声

図7　喉にある3つのルート

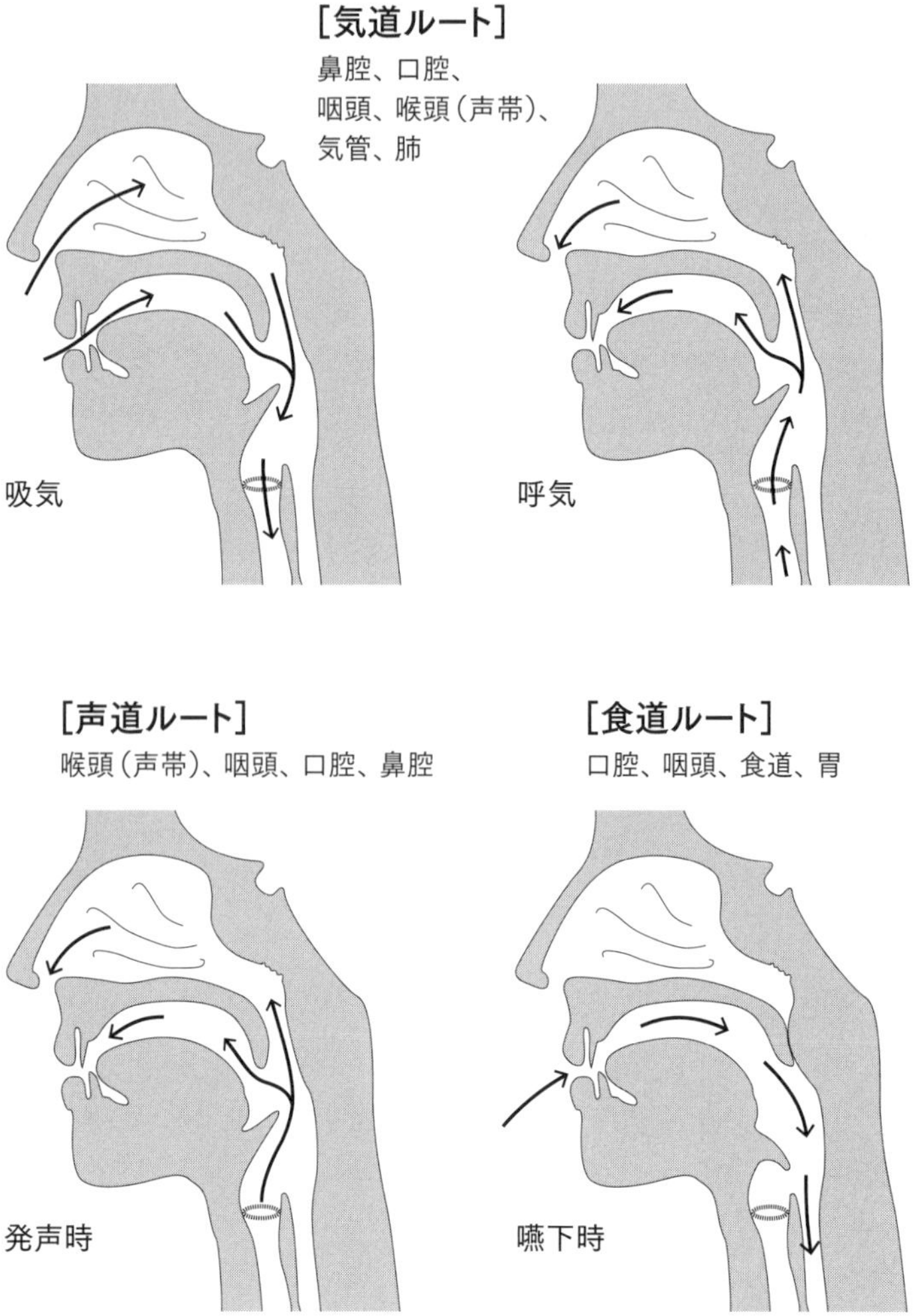

帯を閉じる方向に働くのが本来の機能になります。その点からすれば、声帯を発声に使うことは違反ということになります。

口から食べ物が入ってきたとき、喉頭が持ち上がり、舌の付け根にある喉頭蓋という軟骨のふたが後に倒れ、喉頭の入り口をふさぎます。その瞬間、声帯はぴちっと閉じます。食べ物はその蓋の上をすべり、後方の食道の入り口に誘導されていきます。さらに、舌や軟口蓋、声門（両方の声帯が閉じた部分）も、それを補助するように働きます。

この喉頭蓋というふたは、話したり歌ったりするときにはオープンになっています。喉頭蓋の角度によって共鳴腔に影響が出るかもしれません。嚥下するときに働く筋肉に、舌骨上筋がありますが、この筋肉が働きすぎていると、歌えません。その筋肉の使い方によって、喉頭内の筋肉の調整の仕方が変わってくる可能性があるからです。

声には「話声」と「歌声」がある

前にも書きましたが、声には「話声」と「歌声」があります。

また、しゃべる言葉（話声）には、「母音」と「子音」があります。

母音のつくり方は口の広げ方、舌の位置、唇の開け方などによって決まります。そうしたことで、たとえば母音の「ア」「イ」「ウ」「エ」「オ」の違いが生まれます。

歌うときは、「ア」も「ウ」も同じ響きにならないといけません。「アなら響かない」とか、「ウだったら響く」ということがありますが、歌では統一して音を出さなければならないのです。一方、話すときは、息を通して声帯を鳴らした音が「ア」なら「ア」でよいのです。

患者さんを診る場合、「話声」と「歌声」のジャンルに分けて診ます。皆さんが同じ声を使うにしても、〝話すとき〟と〝歌うとき〟ではその使い方が違うことは、すでにわかっているのではないでしょうか。

歌でもクラシック、邦楽、演歌、ポップス、ロックなどのジャンルがあり、また話すことを主体にするほうにも、舞台、放送関係、教職などのジャンルがあります。「歌声」と「話声」は、こうしたさまざまなジャンルによる病状の出方の違い、障害の起こり方の違い、さらには個人個人の違いといったところがあって、こうしたことが声の悩み解決で最も難しく、苦労する点です。

第3章

症状の背景・情報を集めて解決の糸口をつかむ

解決法の糸口を見つける「問診」

1 主訴と症状を知る

本章から、声（歌声と話声）の悩み解決へのアプローチに入ります。問題解決の糸口をつかむには、正確な診断が欠かせません。そのために問診や各種の診察・検査を行いますが、解きほぐす最初の糸口は〝問診〟です。

たとえば、「声が出にくい」という訴えがあったとします。こうした場合でもいろいろなケースがあり、〝声の相談医〟としては「あぁ、そうですか」と言って先に進むことはできません。

- 声の出しはじめが出にくい
- 話している（歌っている）うちに、徐々に声が出にくくなる
- 高い声が出にくい
- 大きな声が出にくい

・舞台（あるいは公演やコンサート）の前になると、声が出なくなる
・喉に違和感があって、声が出にくい

同じ「声が出にくい」でも、こうしたいろいろなケースがあるからです。

いつからそうした悩みを抱えているのか、それ以外にどういう悩みがあるのか……。

このことについて項目に分け、あるいは順位をつけて症状を聞き取るようにします。

人によっては訴えてくる内容が理解できないことがあります。特に、プロの歌手や声楽家などは、その傾向が強くなります。そんなときは、自分で「おかしい」と思っているフレーズを歌ってもらい、私自身の聴覚印象で理解する努力をするようにしています。

それに関して、今まで公開したことはない失敗談をご紹介します。

歌手の加藤登紀子さんが関西公演のとき、来院されたことがあります。

「今日歌ったら、『知床旅情』のフレーズの途中でちょっとおかしいところがあるので、点検してもらえますか？　ある音からある音に声がスムーズに乗らないのです」

こう言われ、おかしくなるところを『知床旅情』の譜面で示されました。

譜面を見ても、診断しようがありません。

「よくわからないので、その部分を歌ってみていただけますか？」

このように加藤さんにお願いすると、なんと「知床の岬に……」と曲の最初から歌い出し、32小節全部を歌われました。

私は彼女のファンですから、そばで生の歌声を聴いて、その声の魅力に惹きつけられてしまいました。どこが彼女の気になるフレーズなのか完全に聴きそびれてしまったのです。

「先生、今のを聴いてもらってどうでしたか？」

「え、え……すみません、もう1回……」

我に返ったとき、私はこれしか言えませんでした。私だけでなく、実は当院のスタッフも、他の患者さんもみんな聴き惚れてしまったようでした。こんな場所で、加藤登紀子さんの素晴しい『知床旅情』を聴けるとは誰も思っていなかったからです。

どれほど素晴らしい歌手が来院して、どれほど素晴らしい歌声を聴いても、冷静に聴かなければいけない――。

この経験から、以後はこのことを肝に銘じましたので、こうした失敗はなくなりました。

「眼福」という言葉がありますが、〝耳福〟としか表現できない素晴しい時間を経験させていただきました。

2 原因究明のための情報を収集する

問診で次に重要なことは、「そのような症状が出現するに至った原因究明のための情報収集」です。

私にも見えないし、患者さんにも見えない……。

声の悩みには、この難しさがあります。

その問題をクリアする上で、話声での悩みも、歌声での悩みも、その背景を知る必要があります。背景を知らなければ、問題解決に食い込んでいけません。

病気だけを診るのではなく、心理的なものも診る必要がある。そのために、問診からきちんと話を聞き、主訴（患者さんの悩み）と症状を知る——。

医療というのは、本来こうしたものだと考えていますから、私は各種の診察・検査同様、心理面も含めた原因究明の問診に大きなウェイトを置いています。

特に歌の場合、心理的な背景を含め、できる限り背景を知ることはとても重要です。

いろいろと細かく出てくる症状を集約し、本当にその方が困っているところに到達しようと思えば、背景の理解なしには絶対に不可能です。

①患者さんの生活環境（職業も含めた社会環境）を知る
②既往症（手術の有無、現在の治療の有無）を知る
③患者さんの個人的背景（家庭環境、家族構成、趣味、発声に関する知識、生活習慣、性格の自己判断など）を知る

原因究明のための情報収集では、この3点がポイントになります。

「なぜ、ここまで細かく情報を集める必要があるの？」

こう思われるかもしれませんが、そこまで立ち入らなければ、「なぜ、そういう状況になったのか？」を見極められません。状況の原因を見極められなければ、空回りしてしまうからです。ここは、急がずゆっくり時間をかけていくことが大切です。

3　患者さんの希望を知る

患者さんが「今の声の状況をどう改善したいのか？」を知る——。

患者さんの希望を知ることも、問診では重要なポイントになります。このポイントは「To be」で、「どうなりたいか」ということです。

この部分で一番難しいのが邦楽の方で、中でも能楽の方は本当に難しいです。

「立ち上がりのところで太い声が出ないので、それを治したい」

こんな悩みがあったりします。

その方（患者さん）の求めている〝太い声〟とはどんなものなのかを理解しておかなければなりません。じっくりお話を聞いて、ここをしっかり把握しておくことが、いろいろな方法論の中のどれを選び、どうアプローチしていくかのキーポイントになるからです。

教職の方、プロ歌手の方、音大の学生、放送関係の方、アマチュアコーラスに参加されている方では、この希望が違ってきます。同じ仕事の方でも、同じ趣味の方でも、人によって希望するところが異なることは少なくありません。

まずは「To be」。患者さんの希望をうかがい、諸検査の後、解決のための方法論としての「To do」を考えていきます。

4　主訴の内容を理解する

訴える症状の内容について理解する——。

当然のように聞こえますが、問診ではここもポイントです。しかも、声楽の方たちが訴える症状の内容について理解することは、非常に難しいところです。

声楽の人たちのトラブルで、主訴の内容を理解するために、私は「症状の音声学的な整理」と「症状の病態学的な整理」に分類しています。

症状の音声学的な整理

①ピッチ（声の高さ）に関係するもの……高い声が出ない、ある音域で声が切れる、声が当たらない、声が上ずる、ピッチが下がる、声が転がらない（回らない）、低音が響かない

②ラウドネス（声の大きさ）に関係するもの……大きな声が出ない、声が前に出ない、声が通らない、遠くまで声が届かない

③音色に関係するもの……声にツヤがなくなった・くもる、声が響かない、声がはまらない、鳴りが悪い・こもる、声が抜けない、声が重たい、声が硬い、声がかすれる（嗄声）、声が割れる・ガラガラする

④時間的制御に関係するもの……声が途切れる、音程の持続ができない、強さの維持ができない、声に震えが起こる

ピッチ、ラウドネス、音色、時間——。

症状の音声学的な整理で用いるこの項目は、「人間の声の4要素」と言われるものです。

訴えがこの声の4要素のどこに引っかかるかを、私なりに分類しています。

症状の病態学的な整理

①**呼吸機能に関係するもの**……息が続かない、息が回らない、息が声に乗ってこない、息の支えが崩れる

②**耳管機能に関係するもの**……耳の聞こえが違う、声が耳にこもる、声が耳に響く

③**声帯ひだの異常を思わせるもの**……息漏れがある、声が出しにくい（発声困難）、声が円滑に立ち上がらない（起声障害）

④**咽喉頭の異常感に関係するもの**……喉にからむ、喉に引っかかる、喉に膜が張っている感じ、喉が詰まる、喉が重い、咳払いしたくなる、喉がカスカスになる、喉が締めつけられる感じ

⑤**鼻・副鼻腔の異常を思わせるもの**……声が鼻に抜けない、ハミングができない

⑥**口腔・咽頭腔の異常を思わせるもの**……喉がイガイガして声が出しにくい、歌っている（しゃべっている）と喉が痛くなる

⑦**その他、全身疾患を思わせるもの**……声が鼻に抜ける、夕方になると声がかすれてくる、声が引っくり返る・裏返る（翻転）、声に力が入らない

漠然と診ていただけでは、何もできません。解決に向け、少しでもパターンにはめて対応を考えていこうという発想です。その引っかかりを調べ、実際にどう発声に結びつけていくか……。それが悩みの解決につながります。

問診で得た背景や情報と、私なりの「症状の音声学的な整理」と「症状の病態学的な整理」に基づき、主訴の内容を理解しています。

声の状態をあらゆる角度から調べる「診察・検査」

1　全身の視診で姿勢と身体のバランスをチェックする

声の悩みでは、発声に関する器官を調べることも重要です。そのために、問診の次に「診察」と「検査」を行います。

診察・検査ではまず全身の視診を行い、姿勢をチェックします。この視診で身体全体のバランス、筋肉や関節の動き（関節の可動性）など、その方の身体機能を最低限チェックします。

2 喉頭を中心とした首の触診を行う

診察・検査の2番目は、喉頭を中心にした首の触診です。

昔と比較すると、内科領域だけでなく、最近では一般の医者も聴診や触診をしなくなっているように思います。前に述べたように、私は師匠から「耳鼻咽喉科の医者は首の触診を絶対にするべし」と教わり、今でも実践しています。

耳鼻咽喉科の専門医であれば、咽頭・喉頭の「がん」を疑う場合は、頸の横（側頸部）のリンパ腺の転移の有無について必ず触診を行います。

喉頭の前面、すなわち甲状軟骨（喉仏）から気管の前壁あたりにかけて甲状腺という大切な臓器があるので、触診は大切です。また、喉頭を中心に、周りの筋肉の硬さなどをチェックすることも必要です。

3 鼻腔・咽頭・口腔の局所所見をチェックする

診察・検査の3番目は、喉頭以外のところのチェックです。鼻腔、咽頭、口腔などを診ます。たとえば、扁桃が大きいかどうかという問題もあります。

鼻腔は鼻中隔軟骨によって左右に分かれています。その鼻中隔が先天的に曲がっていたり（彎曲症）、または両側の鼻腔にある甲介というタラコの塊のようなものが腫れたり、甲介と甲介の間の道路である鼻道が詰まってしまうと、いわゆる〝鼻詰まり〟を起こしてしまいます。

鼻腔は共鳴の働きをしていて、特に歌う際に高音の発声に関与するところなので、非常に大切です。

また、44ページの図6のように、口蓋垂、軟口蓋より前方を「口腔」、それより後方を「咽頭」と呼びます。

口腔は「口腔外科」としてご存じのように、主に歯科の領域です。ここも話声（言葉）をつくる構音器官であり、また口腔共鳴をつくる場所でもあるので、大切な場所です。歯列、咬合の状態から、軟口蓋の動き、舌など舌根の観察も大切になります。

咽頭は、中咽頭が正面からよく見えるので（口蓋）扁桃、舌（背）、また直接は見えない口蓋垂の裏に位置する上咽頭、さらに間接喉頭鏡で見られる舌根部の下咽頭の観察もそれぞれ大切です。

4 間接喉頭鏡を使って咽頭を含めた全体像を把握する

診察・検査の4番目は、声帯を中心にした発声器官のチェックです。声帯の状態を知るためには、機器を用います。使う機器は「間接喉頭鏡」「ファイバースコープ」「ストロボスコープ」の3種です。この3種の機器は、それぞれの目的に応じて使い分けます。

まず間接喉頭鏡です。耳鼻咽喉科の長い歴史の中で、喉頭の検査には間接喉頭鏡が使われてきました。私も含めてベテランの医者は、日常の診察からこれを手離せません。

間接喉頭鏡は先端に小さな丸い鏡がついたもので、その鏡に写し出された像を観察します（次ページ図8）。この間接喉頭鏡の良いところは、患者さんに苦痛、不安感を与えずに診察できることです。しかも、咽頭、喉頭の全体像が把握できます。

実際に、以降の項で紹介するファイバースコープやストロボスコープの使用に頼らずに診断できる疾患はたくさんあります。

間接喉頭鏡で声帯を診ると、発声時には、左右の声帯が真ん中に寄ってきて閉じます。また、息を吸うときには左右に離れます（37ページ図2・写真）。この2本の声帯を「声門」

図8　間接喉頭鏡による検査

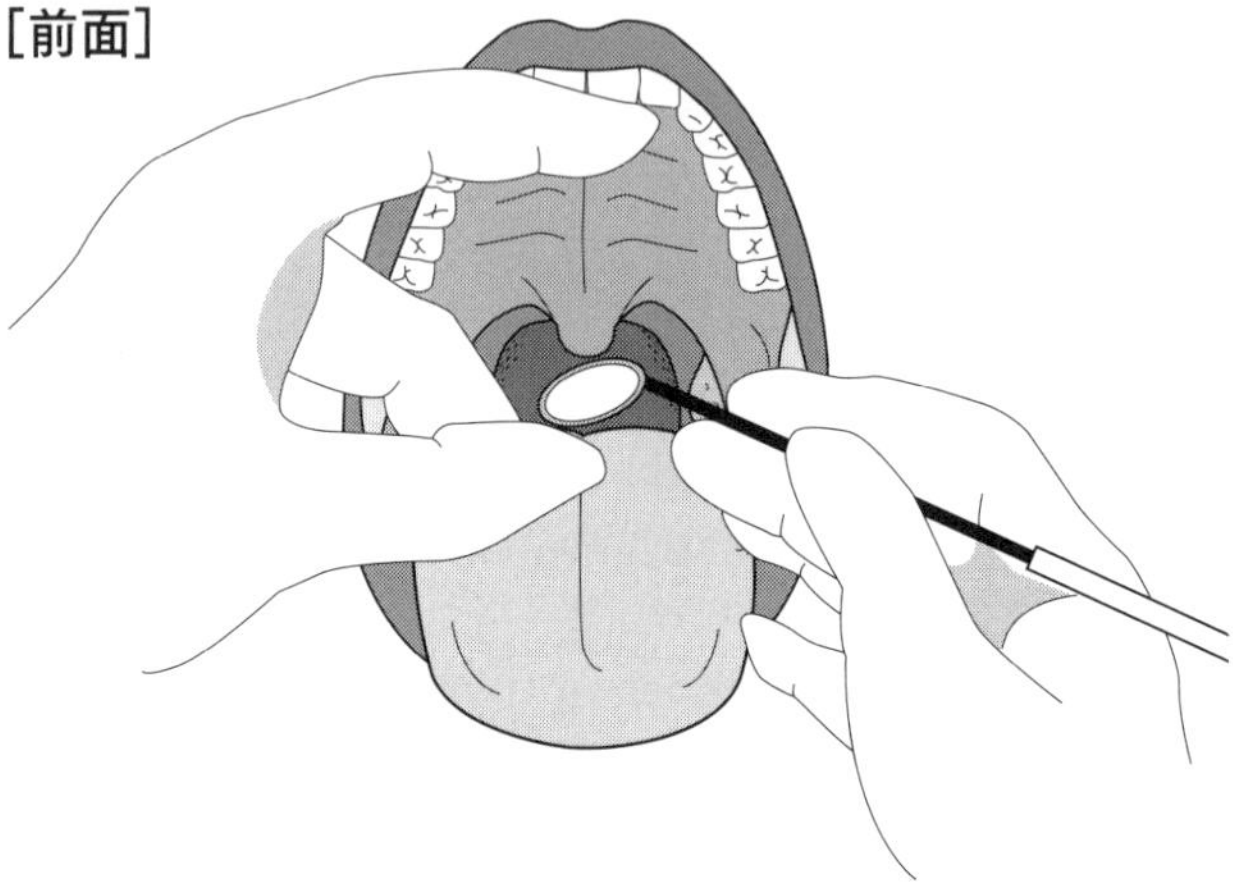

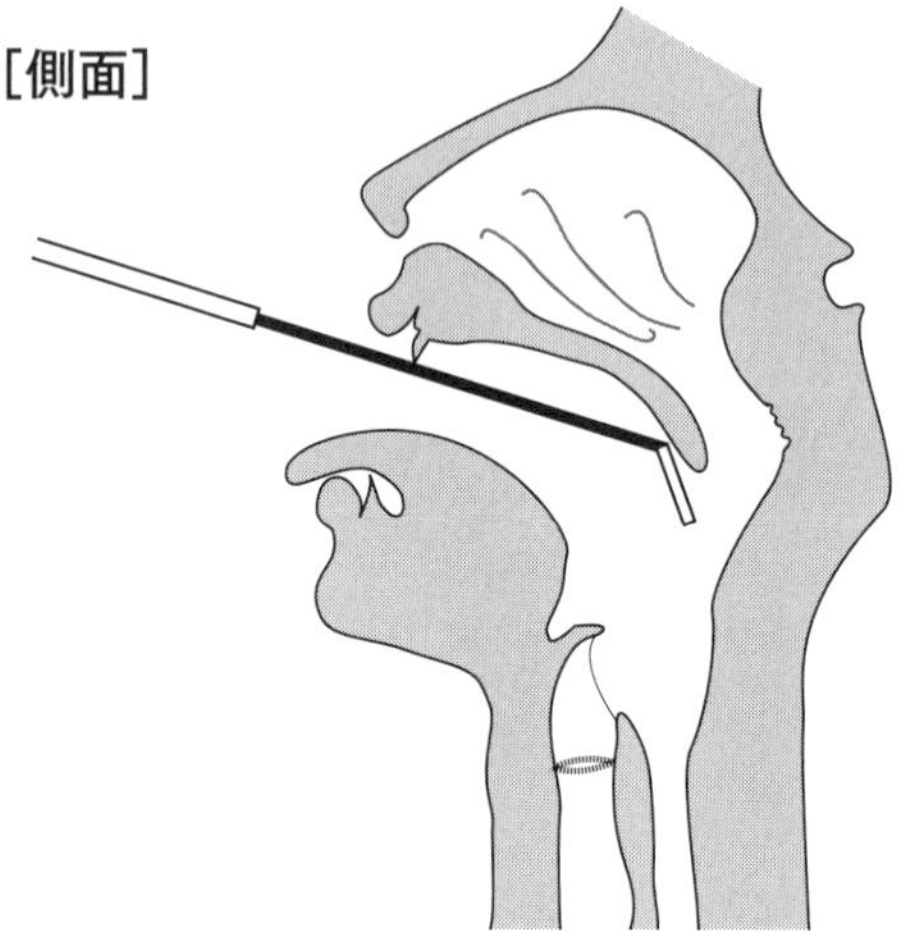

と言い、2本の声帯がお互いに寄ってきて閉じた状態を「声門閉鎖」、離れた状態を「声門開大」と言います。

5 ファイバースコープで声帯を詳細に観察する

間接喉頭鏡は全体像を診ますが、ファイバースコープは声帯をさらに詳しく診るために用います。使われているファイバーには、軟性と硬性の2タイプがあります。

軟性のファイバーは鼻から入れ、硬性のファイバーは口から入れて診ます。私は硬性のファイバーを使っていますが、それには理由があります。

軟性のファイバーには、しゃべったり歌ったりしている状態を見ることができるメリットがあるのですが、ファイバーを使い出した頃に、鼻から入れる軟性ファイバーより、口から入れる硬性ファイバーのほうが患者さんに気に入られたこと、そして声帯の映像がクリアであったことから、今までこちらを使ってきました。

ファイバースコープを使ってビデオを撮影し、患者さんに観てもらう――。これを基本として診察しています（37ページ写真）。

ファイバーに関連しては、こんなエピソードがあります。

あるとき、声楽家の方でしたが、ビデオを撮ってその映像所見について説明しようと思っていたところ、「それを見たくない」と言ったのです。「どうしてですか?」と聞くと、「私は、自分の声帯を見るのは嫌なんです」という答えでした。

実は、この方は、以前に耳鼻咽喉科で自分の声帯を見せられていました。次の日から、歌おうとすると自分の声帯が目の前に浮かんできて発声できなかった……。そんな苦い経験があったのです。

声楽家は、感覚を非常に大切にして歌います。そうした方の場合、感覚の中に違う映像が入ってくると歌いにくくなるというのはわかる気がします。

それ以後はビデオを撮影した後に、「ご自分の声帯を見てもらっていいですか? どうされますか?」と、必ず確認するようにしています。

6 ストロボスコープで声帯の動きを診る

ストロボスコープは、声帯の動き(特に粘膜の波状現象)を診る特殊な機械です。声帯振動の一瞬一瞬を切り抜き、時間軸上で並べます。

ストロボスコープは、気管前壁にコンタクトマイクロフォンをつけ、「え〜」と発声し

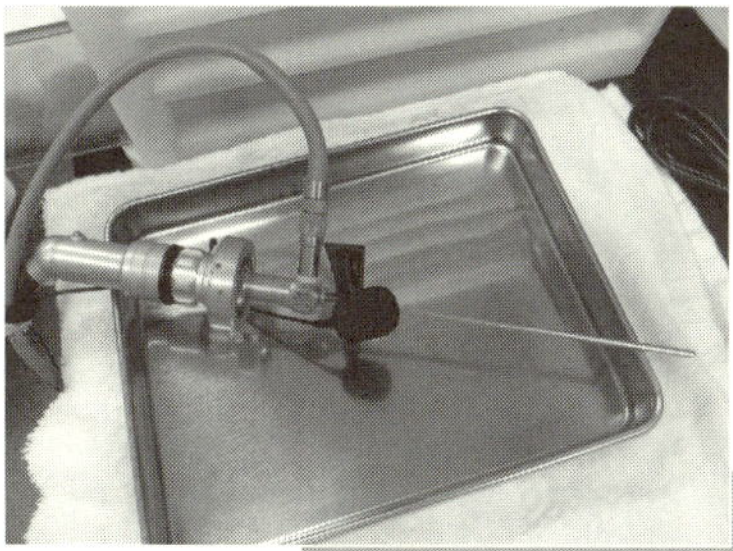
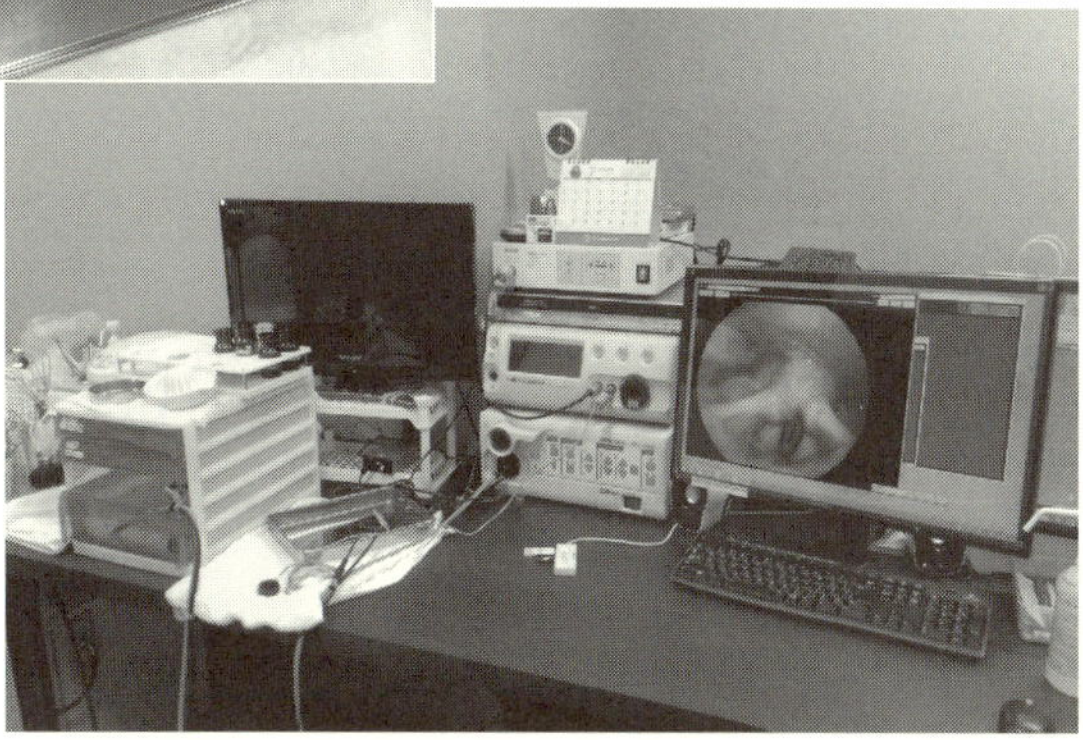

声帯の動きを診る
ストロボスコープ

てもらいます。その声の振動（基本周波数）を光に変え、その光を声帯に投射すると、声帯の動きは静止画像として見えることになります。

成人の場合、声帯は１秒間に２５０回の振動をしています。ときには、１０００回以上の振動をすることもあります。

その振動を目で見ることはできませんが、ストロボスコープを使うと静止画像として見ることができます。その静止画像を連続撮影して少しずつずらしていくと、声帯の動きとして見ることができます。

声帯の波状運動の状況、左右の位相差、波動の大きさ、また波動欠損の状況を観察して診断を下せるもので、声帯にできた小さな結節の存在から、悪性か否かの判定まで、臨床音声専門医にとっては必要不可欠なものです。特に、歌声に関係するトラブルの解決には功を奏します。

7 実際に声を出してもらって音声機能検査を行う

音声機能検査は、先にお話した声の4要素（ピッチ、ラウドネス、音色、持続時間）から分析します。

音声機能検査は、機材を使わずにできる発声持続時間、声域測定（生理的声域と、できれば音楽的声域）、話声位測定、呼気持続時間などを、外来でできる独自の検査マニュアルをつくってやっています。これらは、音声訓練中に定期的に音声訓練士が行っています。

また、話声を使われる方には、どこまで大きな声が出せるか、日頃どの程度の大きさの声でしゃべっているのか、小さな声も出て大きな声も出るかなど、ラウドネスをチェックします。

音色についても、どういうタイプの声かを診ます。かわいい声、ドスの利いた声、こもった声など、声にもいろいろなタイプがあります。
また、声に問題のある方には、次に述べる聴覚印象の判定基準を参考に行っています。

8 私なりの基準で聴覚印象による判定を行う

聴覚印象による判定は、音声訓練士と私が実際に聴いて判定します。

実際は、〝おかしくなった声〟を聴かせてもらって、それを自分の耳で判断するのは大変難しいことです。何を基準に聴覚印象による判定をしたらいいのかについては、学会で決めている「ＧＲＢＡＳ尺度」というものがあります。

・G（Grade）……「総合」のことで、総合的な評価
・R（Rough）……「粗造性」のことで、声のざらつきや荒さに注目した評価
・B（Breathy）……「気息性」のことで、息漏れに着目した評価
・A（Asthenic）……「無力性」のことで、弱々しさに着目した評価
・S（Strained）……「努力性」のことで、力みに着目した評価

このＧＲＢＡＳ尺度では、この5項目について０（正常）、１（軽度）、２（中程度）、３（高度）の４段階で評価します。

聴覚印象による判定は難しく、聴く人の主観によって判定がバラバラになります。GRBASを用いても、5人で聴けば判定は5人それぞれに少しずつ違ってくるほどです。声の印象（聴覚印象）を捉えるのは、自分しかできない——。

実際、一般の方たちの話声発声のトラブルにはこの判定基準が使えるのですが、声を使うプロの方たちですと、ジャンルによって声の聴き方が違ってきます。そのため、GRBASを取り入れた独自の判定基準をつくって、音声訓練に携わる人たちと共有して使っています。

9 患者さんの呼吸と発声の癖を見抜く

発声の癖などは、問診の段階で会話を通してある程度はわかります。

特に話声を使う教師の方々には、早口にしゃべる癖のある方が多いようです。授業時間内に話すべき内容が多くなると、早口の人は息を継ぐことも忘れて話しますし、自分の話す声の高さ（話声位）を逸脱してしゃべってしまいます。

しゃべることを主とした仕事の人は、こうしたことが声の悩みの原因になっている場合が多いため、解決の糸口になる重要な情報源になると考えています。

胸式呼吸になっているか腹式呼吸になっているか、浅い呼吸になっているかなどを、そのときの姿勢とともにチェックします。

すべての情報を集結して解決法を導き出す「診断」

1 〝声の相談医〟として総合的に診断をつける

問診と各種の診察・検査で、その方の状態はほぼつかめます。その結果と、私の「症状の音声学的な整理」と「症状の病態学的な整理」をつき合わせ、〝声の相談医〟として総合的に診断をつけます。

2 診断の段階では疑わしい診断名をすべて出す

意外かもしれませんが、私はあまり診断名にこだわりません。これは、診察の初期段階では、確定診断ができなかったり、出せないからです。

今、患者さんが訴えている症状に、ポリープ、結節などの所見があるからと言って、それが訴えている症状の原因だとは言い切れません。悪性所見の疑いがあれば別ですが、声帯ポリープや結節といった器質的病変などの所見を把握することも大切ではあるものの、それよりもこうした病変に至った経緯のほうが大切で、今ある悩みの内容（症状）を重要視しています。

診断名にこだわらない理由は、こう考えているからです。

患者さんの状況をクリアにしていくためには、症状をチェックし、原因を究明した上で、どう対応するかがポイントになります。もし診断を行うのであれば、まずは疑わしい診断名をすべて出しておくことが大切です。

疑わしい診断名によっては、早急に専門の病院に治療を依頼しなければならないケースもあります。たとえば、がんがそれに相当します。診断の段階では、そうしたケースがあり得ることを考えておく必要があります。

3　ケースによってはセカンドオピニオンを勧める

判断が難しい場合や少しでも不確かな場合、必ずセカンドオピニオンを勧める——。

これも、診断を行う上での基本です。

２～３回と診ていくと、自分の中にはだいたい確定診断に近いものが出てきます。それくらい診ても、「何かちょっとおかしいな」というときがあります。

「ちょっと自信がないから、他の病院に行って診てもらってください。先生は紹介しますから、あの先生がどう言われるか聞いてみてください」

そうしたとき、私はこのような患者さんにセカンドオピニオンを勧めます。

セカンドオピニオンを勧めるのは、決して患者さんを放り出すことではありません。

「先生、セカンドオピニオンを求めたいと思うのです……」

現在、セカンドオピニオンが普通の潮流になっていますから、主治医が患者さんからこう切り出されても、その要望に拒否反応を示す先生は少ないはずです。

しかし、しばらく前まではまったく事情が違いました。患者さんが不安を抱えながら主治医にこう切り出すと、いろいろな反応があったものです。

「何！　セカンドオピニオン？　私が信頼できないなら、どうぞお好きなように。ただし金輪際、私はあなたを診ません。よろしいですね」

極端な場合、こんな高圧的なことを言う医師もいました。これを「ドクター・ハラスメント」と言うのでしょうか。現在では、こんな医師はいないと思います。

第4章

正しい「音声訓練」が解決の突破口になる

耳鼻咽喉科では芸術レベルの声の悩みは対応できない

前章で、私の診察についてお話しました。

「診察が大切なことはわかるけど、声の悩みをどう具体的に解決するの？」

声の悩みを抱えている方は、きっとこう思われているはずです。この章では、その解決法の糸口についてお話します。

プロ歌手はアーティストですから、アートの部分が入ってきます。〝声の相談医〟であっても、そこは非常に入りにくい部分です。一般の方とは、レベルが違うからです。何が違うかと言えば、ご自分の歌声を聴き取る〝感性〟の部分と言えるでしょうか。

仮に、アーティストが一般の耳鼻咽喉科に行ったとしましょう。

「中音で声が抜けてしまうのです」

そのアーティストは、自分の悩みを訴えます。彼（彼女）にとってはごく普通の表現かもしれませんが、一般の耳鼻咽喉科の医者はその訴えの意味がつかめません。不安や悩みを必死に訴えられても、訴えの意味がつかめなければお手上げです。

「申し訳ありませんが、私にはわかりません。別の先生に相談してください」

医者は、患者さんにこう言うしか術がありません。それしか言えないのです。

私のところには、そうした患者さんがよく来院されます。

「文珠先生のところは、駆け込み寺です」

患者さんからこう言っていただくことがありますが、正直言ってわからないことも多いです。とにかく患者さんと向き合ってゆっくり話を聞くようにして、ときどき私なりのコメントをするくらいで、せっかく受診いただいても、その日に解決しないことだらけです。

あえて他の診療所と違うところがあるとすれば、一般診療とは別に予約診療時間を設けていて、ゆっくり患者さんと話ができる点ではないかと思っています。話している中から、解決の糸口が見つかることがあるからです。

耳鼻咽喉科では声の悩みに3つの対応しかできない

プロ歌手の場合、今お話したような難しさがあります。

こうした声の悩みに対し、一般の耳鼻咽喉科では3つの対応しかできません。プロ歌手の方でも、教職にある方でも、放送関係の方でも、声の悩みを持つ一般の方でも、これは同じです。

①手術……ポリープなどができている場合、手術で取り除く。

②薬物療法（医学管理下の保存療法）……炎症の所見がある場合、投薬や点滴療法などで炎症を抑える。

③沈黙療法（医学管理下の保存療法）……声帯の安静療法などで、声を使わずに黙っていることで症状を改善させる。

これが、一般的な耳鼻咽喉科での声の悩みの3つの治療法です。

手術が必要かどうかは病気の種類、症状の程度によります。これは医者の診断結果にもよりますが、患者さんの希望もあります。手術をしない場合は、これからの治療方針などについて、主治医から納得いく説明を受けるべきです。

薬物療法で注意してもらいたいものに、ホルモン療法があります。使用薬剤についての説明は十分に理解しておくことです。特に他科でときどき使われる男性ホルモン、蛋白同化ホルモンは要注意です。

沈黙療法には、「完全沈黙」と「制限的沈黙」の2つがあります。

「本番を数日後に控え、声の調子がおかしくなった。何とかしてください」

プロの方では、この訴えも多くあります。こうした場合の適切な治療は薬物療法ですが、一番効果的な治療法は沈黙療法です。

沈黙療法で1週間というのは長すぎます。歌うプロの方たちにとって、1週間歌わないということはものすごいロスです。極端に言えば、生活の糧がなくなってしまうこともあり得ます。そのことを考えれば、せいぜい2~3日でしょう。

沈黙療法の場合、患者さんに、沈黙療法の期間をしっかり宣告することも必要だと考えています。さらに、沈黙療法を宣言したら、短期間でフォローしなければなりません。

「フォローする必要がありますから、短期間で再来院してください」

沈黙療法では、私は患者さんにこうお願いしています。

場合によっては、沈黙療法が難しいケースもあります。

「明日が本番です。どうしても歌わなければなりません」

こんな厳しいケースは、耳鼻咽喉科の医者として、ドクターストップをかけるべきか、そのまま歌う許可を出すのか、最も難しい判断を迫られるときです。

沈黙療法には私なりの基準がある

沈黙療法は大切なことですが、基準があやふやです。沈黙療法の適用はケース・バイ・ケースですが、私は次のような基準を持っています。

・**できたてのポリープや出血がある場合の沈黙療法**……完全沈黙24時間でほぼ止血する場合が多いが、大事を取って3日間は完全沈黙。その後も制限的沈黙を指示して外来でフォローする。発声解除は慎重に決める。

・**炎症がある場合の沈黙療法**……完全沈黙に近い状態で3日間が基本。ただし、声帯の状況も勘案する。話して声が多少出るようであれば、軽い声でしゃべってもOKだが、基本的には沈黙療法を行ってもらう（制限的沈黙）。

・**音声疲労などでパンパンに腫れてまったく声が出ない場合の沈黙療法**……丸1日は完全沈黙で、2日目以降も続く場合は、きっちりフォローする。

沈黙療法は、声の悩みを解決する対策として、大変重要な方法だと思っています。沈黙療法の期間を決めた後、沈黙解除になるまでは、日を詰めてでも再診をしてもらうことが大切です。患者さんから「具体的な沈黙期間を指示されないのが一番困る」という訴えもよく聞きます。

手術・薬物治療を視野に入れた「音声訓練」

一般的な耳鼻咽喉科の場合、今お話したように、声の悩み解決には3つの対応しかできません。ただし、私は第4の対応として、そこに「音声訓練」を入れています。

手術・薬物治療を視野に入れた「音声訓練」――。

声の悩み解決に、私はこの手法がベストだと考えています。音声訓練の詳しい内容はこのすぐあとでお話するとして、この手法が問題解決の突破口になると確信しています。

手術が必要な場合でも、術後に音声訓練を行う場合と、音声訓練を行わないケースがあります。音声訓練を視野に入れた手術の場合、次のように考えています。

たとえば、ポリープの手術なら、手術後1週間で退院します。訓練を行うなら、術後何日目からするのか、どのくらいの期間行うのか、音声訓練をやっている途中で職場復帰をいつ頃にするのか……。

音声訓練を開始する前に、こういうところまできちんと計画を立てて行います。
また、がんなどでも、術後に音声訓練を行う場合もあります。その場合、手術の計画と一緒に、音声訓練のメニューもつくっておかなければなりません。手術の前に音声訓練を行うケースもかなりあります。手術前に声帯の周りの環境を良くしておくこと、発声に支障のある呼吸をしていれば改善しておくことなどがその理由です。

薬物療法の場合は、どうなるでしょうか。

薬物療法のステロイドは、先の止むを得ないような場合に即効性を期待して使うことはあります。年に数回ぐらいならよいのですが、月に何回も使うのは避けたいものです。結局、リバウンドが起こりやすく、声帯の持久力も落ちるように思うからです。

ステロイドを頻繁に使う治療を避けるために、音声訓練が一つの選択肢になります。

患者さんにステロイドのメリットとデメリットをしっかり説明し、理解してもらう必要があります。その上で、音声訓練によって声の悩み解決が可能であることをお話し、きちんと同意して開始することが大切です。

35年前に私は発声訓練と出会った

声の悩み解決に音声訓練を取り入れたのは35年前で、私はすでに開業していました。声楽の方たちは、歴史的に、発声訓練として必ず腹式呼吸から始まるマニュアルを持っていました。私たち耳鼻咽喉科の医者は、「それは歌手のやることだから」とまったく関心を持ってきませんでした。

開業した当時、木下武久先生が、東京の木下発声研究所で発声訓練を行っていました。木下先生はドイツのフスラーという研究者の下で勉強されたのですが、大阪に分室をつくるとき、私が開業前に勤めていた大学のほうに声がかかりました。たまたま大学から私が指名され、おつき合いするようになりました。

大阪の分室に、木下先生のお弟子さんのトレーニングの見学に通っていたときのことです。初めはガラガラ声だった方が、トレーニングを重ねるうちに次第に良い声になっていきます。

私の目から見て、それは発声訓練と言うより、腹式呼吸の訓練のように思いました。

「先生、腹式呼吸でこんなに声が良くなるものなのですか？」

こう尋ねると、次のように教えられたものです。

「それはそうだよ、悪い発声を矯正して良くするのが我々の役目だから、基本からやるのが当たり前なんだよ。基本は〝呼吸〟……」

そこで、私にも使わせていただくようにお願いしました。

当時は、「ラリンゴマイクロサージェリー（顕微鏡下微細手術）」という手術が流行していました。この手術だと、どんなポリープでもきれいに取れます。いわばパーフェクトな手術なのですが、何ヵ月かすると再発する方がいるのです。特に、学校の先生方にそうした方が多くいました。

パーフェクトな手術なのに、ポリープが再発する……。

原因を考えると、結局、その方の発声習慣です。手術をしても、前の発声習慣で発声していると、再びポリープができてしまうのです。

私のクリニックには、声帯にポリープのある患者さんがいました。あるとき、試しに木下先生のお弟子さんに訓練してもらったところ、1カ月足らずでそのポリープがなくなりました。

声楽の訓練で、しかも腹式呼吸法の訓練だけで、病気が治る——。

これは驚きでした。そこから呼吸に注目し、音声訓練を開始するようになりました。実際にこの方法を取り入れると、私のクリニックでも、ポリープ、結節などの手術を考えていた患者さんが減少しました。

その臨床結果を大阪の学会で発表したところ、マスコミに取り上げられ、全国から電話が殺到しました。診察もできなくなるような困った状況になり、以後、他の耳鼻咽喉科医も納得できるようなデータを集積して、自分なりに納得できる結果が出るまでは公表しないことにして、それ以降は学会発表もやめました。

その頃から、ちょうど外国でも同じようなことをやり出す人が増え、日本の音声専門の病院でも、音声治療として行うようになってきました。

「音声治療」は「音声訓練」の中の一つのカテゴリー

今、「音声治療」という言葉を使いましたが、一般に使われている音声治療の意味と、私たちの行っている音声治療とは異なります。

音声治療は医学管理下の保存治療の一つで、音声訓練の一つのカテゴリー――。

私は、こう考えています。

音声訓練（ヴォイストレーニング）は本来、声楽領域で用いられている用語です。

健常者（音声障害を持たない）に、基本から正しい発声を身につけさせ、効率の良い声を、さらには素晴しい声を目指し、それに磨きをかけるために行われてきた伝統的な基本発声指導法です。

音声訓練とは、広い意味で「音声を訓練する」ことです。正常な声の方をさらに良くすることも、声が悪くなった方を正常に戻すのも音声訓練です。そうした点から、私たちは音声治療を音声訓練の中の一つのカテゴリーと考えています。

私たちが行っている音声訓練は、音声治療だけでなく、予防医学的な見地から次のような内容で行っています。
①声を傷めないための音声訓練……声の衛生指導とともに、喉に負担の来ない発声を訓練指導する。
②声の点検と整備……音声訓練を終了した方、以前から声をときどき傷める方、音声障害を経験した方などを対象に、定期的に声のチェックを行い、不安なところがあれば訓練

を行う。

③声のリラクゼーション……声をよく使う方などの音声疲労、またその予備軍にある方に行う音声訓練。声の酷使による過緊張発声に悩む方を1日でも早く正常な声に戻してあげる訓練。

④声のリハビリテーション……内容は、従事されている職種によって異なる。たとえば、話声を主とされる方には適正話声位、話声のピッチコントロール、声の大きさの矯正訓練などにより、できるだけ早期の社会復帰を促す。

⑤基本から実践的発声に向けての音声訓練……これから基本的な発声法を習ってコーラスや朗読などをしたいと望んでいるアマチュアの方から、職業的に音声の使用を余儀なくされるジャンルの方に適した訓練まで。

⑥音声治療……音声障害などに陥った人が対象。そうした方に対して、間違った発声法を矯正し、正しい発声法を指導して改善に導く。

以上の①～⑥が、私たちの行っている音声訓練になります。

従来、医療の対象になる音声訓練で受診される方は、音声障害を治療するための〝音声治療〟をする方が大半を占めていました。

最近では、いったん傷めた声を再び悪くしないようにといった予防医学的な見地から、音声訓練を希望する方が増えてきています。

声の悩みの内容によっては、さらに多岐にわたって細分化した音声訓練が必要になってくると考えています。

「音声訓練」では発声法の前にまず呼吸法を身につける

声の悩みを解決する方法として、先にも触れたように、音声専門の病院では「音声治療」が行われています。この治療は、発声の矯正をメインにしています。

「あなたの声は過緊張で、喉を閉めた声を出しています。緊張を取るような発声に変えていかないと、今後、それが結節の原因になります。そのために、力を抜いた声の出し方をしましょう」

簡単に言うと、こうした発声の矯正で、音声治療をしているケースが多く見られます。

私たちが治療しようとするのは、発声の問題ではなく、呼吸の問題です。

「発声がおかしくなっていますから、発声のことをやりましょう」とは言いません。

「発声がおかしくなっていますから、呼吸をまず矯正し、正しい呼吸法を身につけてから、正しい発声法を訓練していきましょう」

私たちはこうお話しします。

「声の悩みの問題なのに、なぜ呼吸をするのですか？」

こう疑問を持たれる方もいるでしょう。

第2章でお話ししましたが、鼻から口、咽頭、喉頭、そして肺まで気道があります。つまり「呼吸道」です。

気道の喉頭から上が声道で、声道は「声を発してから声が外に出ていくまでのルート」です。呼吸するところも、声を出すところもまったく同じです。疑問に思われたら、46ページの図7を見てください。

発声は、呼吸のパワーでつくられます。つまり、「発声は、呼吸のあり方で決まる」ということです。

呼吸機能を第一に考え、呼吸機能が正常に働く状態にしておかないと、声帯もまともな機能を発揮してくれない。声の悩みを解決するためには、呼吸を十分にできるような状況をつくる必要がある――。

この考えに基づき、発声法の前に、音声訓練として呼吸法の基本である腹式呼吸法から始めています。

腹式呼吸ができて呼吸機能を正常に働く状態にできれば、次は発声機能の改善に入ります。発声機能では、声帯と共鳴腔が大切になります。

声帯と共鳴腔をどのように上手に使えばよいのか……。

発声機能では、ここが大切なポイントになります。

声帯と共鳴腔を上手に使う発声法のノウハウもありますが、呼吸がきちんとできていれば、それまで難しかった発声法でも簡単にクリアできます。だからこそ発声法の前に呼吸法を習得することが重要で、音声訓練では、発声法の前にまず呼吸法を行うためのマニュアルをつくって行っています。

腹式呼吸では横隔膜の使い方が重要になる

横隔膜を主にした呼吸かどうか……。

ここが、腹式呼吸かどうかのポイントになるのは、衆知のことです。

安静呼吸（眠っているときなど、安静にしているときの呼吸）や普通にしゃべっているときには、胸式呼吸で十分です。

腹式呼吸にすると、その5倍くらいの息が入ってきます。5倍の息が入ってくれば、その5倍の息で長いフレーズの呼気ができます。発声もうまくできるようになります。

こうしたメリットから、音声訓練では腹式呼吸法をメインにしています。厳密には、「下胸腹式呼吸法」と言います。「下胸」というのは、「肋骨の一番下のところ」です。

肋骨は、一番下が最も角度がついています。上に行くにしたがい、角度が浅くなります。そのことから、可動範囲は一番下が大きくなります。ここを可動できるようにすることで、横隔膜が張りやすくなります。

肺は、肋骨、脊柱からなる胸郭に囲まれています。肺を十分に広げるためには、胸郭を上から下まで広げます。特に下部の肋骨の可動範囲が広いため、効率の良い声をつくるには、「下胸腹式呼吸法」の関与が必要になります。

下胸腹式呼吸法ができるようになると、今度は、「どう横隔膜を使うか？」です。息を吸うと横隔膜は下がり、張った状態になります。その張った状態を、腹部の3つの筋肉（前腹筋、側腹筋、後腹筋）でギュッと締めます。締めることで横隔膜が上がり、これがパワーのある吐く息になります。

そのとき、もう一つ必要なことは骨盤腔内圧です。骨盤腔内圧は自覚できません。スキーでボーゲンをするとき、両足を内側に絞ります。このときに、腹筋や背筋に近いところの筋肉も使い、腹筋を中心に絞り込んでいく感覚と同じで、両足を中にグッと絞ることで、大腿骨が内転して、骨盤底筋が締まります。尿失禁のときの訓練と同じです。骨盤底筋にグッと力が入るようにし、一番下の支点をまずつくります。踏ん張る力をつくっておけば、吸気が横隔膜を下げてきても下に抜けることはありません。

腹式呼吸をマスターするための5つの条件

音声訓練の呼吸法では、今お話ししたような腹式呼吸法をマスターします。

腹圧を加えると、それによって横隔膜が上に上がります。上がったとき、呼気流量は増えて、声は大きくなります。そうした横隔膜の反応で声帯が振動しているのを感覚すること。腹式呼吸を発声につなげる上で、ここが一番大切なところです。

息の力でこれだけの声が出る——。

そのことを自分で体感していただく。自分の耳で声を聞きながら、それが横隔膜を使って鳴らしている音だということを体感していただく。これが本物の腹式呼吸です。

腹式呼吸とは何かについて、次のように定義づけしてみました。

①吸気筋である横隔膜を主として使う呼吸
②息を吸うときに胸郭（特に下胸郭）を広げ、横隔膜運動の可動範囲を広げる呼吸
③腹腔内圧の上昇により、横隔膜を上方に押し上げて呼気を行う呼吸
④効率の良い発声を行うために必要な呼吸法で、歌唱発声には不可欠の呼吸

次に、音声訓練で必要な腹式呼吸をするためには、次のような条件があります。

①腹腔内圧、腹筋のコントロールができること
②正しい姿勢であること
③脱力できること（少なくとも、呼吸に関係する筋肉に過緊張がないこと）
④身体の重心、バランスの保持ができること
⑤呼吸道の確保ができていること

④については、「身体の中心に軸を持てるかどうか。丹田のところに、重心のポジションを意識できるかどうか」です。

座位の場合、重心のポジションは骨盤の仙骨に持っていきます。立位の場合は、骨盤底筋です。そこに重心を持ち、そこからエネルギーを湧き上げるイメージが必要だと考えています。それが、「丹田と直結したところからパワーを生み出す」ことになると思います。

「あなたの重心は、今どこにありますか?」

こう問いかけ、座位であっても、立位であっても、身体の重心がどこにあるかはつねに意識してもらいます。

⑤に関しては、鼻腔、咽頭、喉頭などの上気道と、気管、気管支、肺などの下気道が呼吸道で、呼吸道の確保ができているかどうかは、呼吸機能が正常に働いているかどうかという話になります。器質的病変（構造の問題による病変）があると、呼吸機能が正常に働きません。

精度の高い腹式呼吸として開発された「小文式呼吸法」

腹式呼吸には条件があるために、できない方は少なくありません。

「私は腹式呼吸はできています。できているはずです」

声を仕事に使われる方、特に歌声の方の中には、自信を持ってこう断言する方が多くおられます。

しかし、そのうち半数ほどの方は腹式呼吸ができていないのではないでしょうか。初心者だけでなく、ベテランの域に達している方にも意外に多く見受けられます。

「このまま発声を続けていっても、頭打ちになるのではないだろうか。悪くすると、音声障害になってしまうのではないか……」

少し手厳しいかもしれませんが、私はそう思います。

放送関係でも、発声の研修をしっかり受けた方はできていますが、アナウンサー、タレント出身のＭＣやキャスターには、腹式呼吸ができる方は意外に少ないです。

現在のアナウンサーは、滑舌を良くする早口言葉の練習はしていても、腹式呼吸の訓練をしっかり習得されていないのではないでしょうか。昔のアナウンサーのほうが良い声の方が多かったと思います。そうした理由も、腹式呼吸ができているかどうかにあると考えています。

滑舌を良くするには早口言葉の練習だけでなく、呼吸法も大事――。

滑舌は口唇、舌、あごの使い方が大切です。

舌根の力が抜けて舌がスムーズに動くことも必要ですし、舌の先端もよく動かなければなりません。口唇もよく動き、口の開放も自由にできなければなりません。こうした条件が全部揃わないと、滑舌が良くなりません。呼吸法の終了後には、そうした訓練も導入しながらやっていきます。

また、学校の先生も、声を仕事に使います。学校の先生は、正式に腹式呼吸のトレーニングを受けていません。

「腹式呼吸をしてみましょう。お腹を膨らませてください」

こう言っても、ほぼ胸式呼吸です。本人は腹式呼吸のつもりでやっていても、筋力でお腹を膨らませてしまいます。

音声訓練のためには、よりわかりやすく、誰にでもできて、より精度の高い腹式呼吸ができなければならない——。

腹式呼吸がうまくできない方のために、私はこう考えました。そこで、音声訓練の効果を高めるために、わかりやすくて精度の高い腹式呼吸法として「小文式呼吸法」を開発しました。

「小」は私の音声の師匠である小池靖夫先生の小で、「文」は私（文珠）の文です。

現在、声の悩みを持つ方に、私は音声訓練を行っています。音声訓練の基本マニュアルができたことも、先生のご尽力のお蔭だと感謝しています。そうしたことがあり、「小文式呼吸法」と命名しています。

精度の高い腹式呼吸に欠かせない呼吸保持

小文式呼吸法では、「パイプ式呼吸法」「3・2・7呼吸法」「振り子式呼吸法」の3つの呼吸法を習得します。そのことで、より精度の高い腹式呼吸法を身につけます。

この3つの呼吸法については、次の第5章で詳しくお話しします。ここでは、特に理解しておいていただきたい「呼吸保持」についてお話ししたいと思います。

いっぱい息を吸い、吸ったところから息を出すほうにチェンジするとき、呼吸の様式がどうなるか……。

このチェンジのところが呼吸保持、歌で言ういわゆる〝声の支え〟になります。これが呼吸法の中で最も大切なところで、この機能を得るために声楽家たちは絶え間ない努力をしているわけです。

これができないと、「ソフト・アタック」という柔らかい声になりませんし、素晴らしい声では歌えません。

呼吸保持について、もう少しわかりやすい例を挙げましょう。

子どもを抱っこしているときは、力が入っています。重いものを持ち上げるときも、力が入ります。

ではこのとき、どこに力が入っていると思いますか?

あるオペラ歌手の患者さんが、『蝶々夫人』に出演したことがあります。その方からご招待いただいたので観に行きました。その劇中で、子どもを抱き上げて歌うシーンがありました。

子どもの体重は、ゆうに20kgは超えていると思われました。そんな重たい子どもを抱いて歌えるのか、どんな声で歌うのかと少し心配しながらも聴いていましたが、柔らかく、しかも線の細い、響きのある素晴しい声でアリアを歌い切られました。観客は拍手喝采、私も感激しました。

「あんな重そうな子どもを抱っこしたまま、しかも着物を着てよくあれだけ歌えますね」

オペラが終わって数日後に来診されたとき、私は尋ねてみました。

「〝息の支え（呼吸保持）〟をした発声訓練を怠りなくやっています。できるのは当たり前ですよ」

当然のような口ぶりでこうおっしゃられました。このように、呼吸保持はとても大切で、下腹部から最大のパワーを出しているのです。

「3・2・7呼吸法」で呼吸保持をマスターする

呼吸保持は、吸気筋と呼気筋をコントロールする能力を持つことです。しかも、それを自分でコントロールできるようになる努力が必要です。

この呼吸保持ができるようになれば、腹式呼吸ができるようになったと考えて、発声訓練に移っていくこともあります。

息を吸うときは吸気筋が働く。発声を始めるときは吸気筋の働いている状態からスタートし、発声の途中から呼気筋にバトンタッチする——。

実験的なデータから、こうしたことが明らかになっています。

私は、明治大学教授の齋藤孝先生のこの文言が大変気に入っています。

「からだを土台とするどんな種類の活動においても、正しい呼吸は高いプラス作用がある、これはきっとあらゆる活動に通底する最大公約数になり得るものだ」

そして齋藤先生は、呼吸の仕方を時間で区切る「3・2・15呼吸法（3秒で息を吸い、2秒間息を止め、15秒で吐く）」を提唱されています。

この呼吸方式を小文式呼吸法に引用させてもらいました。ただ私のほうは、「3・2・7呼吸方式」という変法にしました。

つまり、3秒で息を吸い、2秒間息を止め、7秒で吐くということです。呼吸保持は、「息を止める2秒」です。

ただ息を止めるときに声帯を閉じてしまうと、何にもなりません。

あくまで、声帯が開いたままで息を止める。息を出していくときには、声帯が開いたところから、吸気で十分に広がった胸郭が元に戻ろうとする自然な収縮の力で息を出しはじめていく――。

この訓練をしていくと、声を出すときに喉を締めすぎることはなくなります。

齋藤孝先生の「3・2・15呼吸法」では、呼気が15秒です。訓練を始めたばかりで、15秒で長く息を出していくと、息苦しくなって、吸うときに胸式になってしまう方がいたため、慣れてくるまでは7秒、つまり「3・2・7方式」でやっています。

後述する腹式呼吸の訓練（パイプ式呼吸法）をある程度やってからこの訓練に入りますが、大切なのは、3秒で吸うときにも腹式呼吸で丹田が十分に広がる感覚を持つこと、2秒で止めているときには息を吸う感覚、胸郭は開いた感覚で声帯を開いて止めること、さらに胸郭を広げる感覚、そこから7秒かけてゆっくり呼気をすることです。

短時間で吸気量が増えてくれば、呼気する時間を10秒、20秒と延ばしていくようにしていきます。

スポーツでも呼吸保持ができないと勝てない

呼吸保持は、スポーツの世界では〝間〟として行われています。

たとえば、ウエイトリフティングです。

重いバーベルを持ち上げるとき、選手は声を出します。ただし声帯（声門）は閉じていません。そのときは全身の力を臍下丹田（腹筋）に集め、そこから一気に必要とする筋肉にパワーを伝授しています。呼吸保持は、このような状況で役立っているのではないでしょうか。

もし声を出さないと、バーベルは上がりません。そればかりか力んで声帯を閉じてしまい、声帯が潰れてしまいます。

臍下丹田というのは科学的な根拠がないものですが、ヘソの下3㎝と仙骨を結んだ線と言われています。わかりやすく言うと、〝骨盤の中心点〟です。

骨盤は主に、仙骨と両側の腸骨によってつくられています。仙骨は上体と下肢をつなぐ位置にあり、5個の仙椎が1つに合体しています。

そこに意識を持てば、そこから上にパワーを持っていきやすく、パワーが出やすくなる。だから、横の力というよりは、下から上に持っていく感覚を持ったほうが力が入りやすい――。

臍下丹田というのは、そうしたイメージを持つための言葉と理解しています。

これは余談ですが、先日何気なく辞書を繰っていた際に、臍下丹田からのパワーに通ずる現象の記述にふと目が行きました。

記述の内容は「バルサルバ効果」という現象で、17世紀に実在したイタリアの解剖学者が発表したものです。簡単に説明すると、「呼吸を止めながら力んだ際に起こる、反射的な強い筋緊張生理現象」ということになります（火事場のばか力）。一般的にはあまり知られていない現象ではありますが、今後さらに研究が進んでいけば、臍下丹田との関係性も見えてくるかもしれませんね。

テニスでも、サービスや力のこもったリターンのときには大きな声を出します。

ゴルフのスウィングでのインパクトでは、上手な人は息を止めていません。スッと息を出しています。下手な人は息を止めます。呼吸ができれば、ゴルフも上達します。

剣道でも柔道でも1回息を溜め、呼吸の〝間〟を見ます。

相撲でも、立ち合いの瞬間に、声帯に力が入っているとだめです。立ち合いの前に息を吸い、溜めている間があります。その溜めがあるため、次の立ち合いの瞬間にかかるパワーはすごいものになるのです。

相撲の立ち合いのときに、息を吸い、声帯を力んで閉じる力士は声帯をやられてしまいます。相撲取りには、良い声の力士とガラガラ声の力士がいます。その違いは、立ち合いのときの呼吸にあるのではないかと考えています。

日本の伝統芸能でも呼吸保持は自然に継承されている

声を使う日本の伝統芸能には、歌舞伎、義太夫、能楽、狂言、落語、浪曲、詩吟など、いろいろなジャンルがあります。

日本の伝統芸能は〝声の芸〟であり、〝呼吸（息）の芸〟である——。

私はこう理解しています。理由は、そうしたジャンルで活躍している方は、間違いなく腹式呼吸法だからです。それも、今お話しした小文式呼吸法との共通点があります。

「お弟子さんに、師匠はどういう稽古をつけていたのですか？」

もう亡くなられましたが、ある有名な落語家の奥さんに聞いてみたことがあります。

「そうですね、『とにかく声を前に出せ』と教えていました」

これが答えでした。もう少し詳しくうかがうと、「声が前にポーンと飛んでいくようなイメージだ」ということでした。

声を前に出す、勢いよく前にポーンと飛ばす……。

これは、呼吸が伴わなければできないことです。

落語家で、声に障害を起こす人はあまりいません。息によって声を前に出すということは、声帯に負担のかからない発声法だからです。

今は落語家の話でしたが、能楽でもそうです。

能楽は、丹田からのパワーでたくさんの息を出します。細いところの流速を速めて息を出すのではなく、太いところをそのまま出していきます。

これは、小文式呼吸法の中の「パイプ式呼吸法」の訓練と同じです。

パイプを太くする。丹田にたくさんの息を溜める——。

そのためには重心をしっかり持ち、腿の付け根から骨盤にかけて締める。そうして支点をつくり、丹田を働かせるようにパワーを出していく。

「今の若い人は、腹筋力がない。自分の弟子たちの中にもパワーのある人は少ない」

ある能楽の先生から、こう聞きました。

腹式呼吸をすると、息を吸うときに、横隔膜を広げて張った状態になります。息を吐くときには、腹筋や背筋に近いところの筋肉も使い、腹筋を中心に絞り込んでいきます。

能楽をやる方は、それなりの強い腹筋が必要です。私たちは、そうした若い方のトレーニングも行っています。

日本の声の伝統芸能では、呼吸を伴う発声法が伝統的なのかもしれません。私たちも、そうしたことをもとに、発声法を見ていかないといけないと思っています。

「小文式呼吸法」には多くのメリットがある

私たちが行っている腹式呼吸法（小文式呼吸法）には、多くのメリットがあります。

①歌ったりしゃべったりしているとき、フレーズの間の短時間で多量の息が吸える可能性
②呼吸機能の向上、及び気道の確保
③訓練による肺活量の増加
④呼吸保持機能の獲得、声門下圧をコントロールする可能性
⑤発声持続時間の延長
⑥音声疲労の予防
⑦音声障害の治療、並びに予防

腹式呼吸法にはこれだけでなく、まだまだたくさんのメリットがあります。

一般の耳鼻咽喉科の治療に来られる高齢の方たちを診ていても、仲間とコーラスをした

り、カラオケを歌いに行っている方は皆さん元気です。

声を使うことを仕事にしていない方でも、腹式呼吸を行うことで多くのメリットを享受できます。

たとえば、酸素を多く取り入れられるというメリットがあります。取り入れる酸素が増えると、身体の酸素分圧が上がります。酸素分圧が上がると細胞が活性化し、代謝が良くなります。

声を仕事にする方はもちろん、仕事にしない方でも、年齢を重ねるほど腹式呼吸をしていただきたいと思っています。

それは、呼吸器疾患などの予防になるほか、直接は関係ないと思われる誤嚥の予防にもなるのではないかと考えています。

高齢の方たちが腹式呼吸、そして発声訓練を行うことによって、声帯開閉がスムーズになり、口腔、咽頭にある筋肉の活性が得られるような気がしています。

第5章

「小文式呼吸法」で精度の高い呼吸をマスターする

訓練の前に「悩み解決のゴール」を決める

これまで私は、さまざまな患者さんに音声訓練を行ってきました。代表的な職業としては、次のようなものが挙げられます。

・音楽関係の大学生……歌声
・プロの声楽家・各種ジャンルの歌唱者（西洋音楽と邦楽）……歌声
・教職の方……話声
・放送関係の方……話声
・一般のアマチュアの音楽愛好家（特に、コーラスなどに入っている方）……歌声
・アマチュアコーラスの指導者……歌声

患者さんがいろいろ訴えてくる内容に、どうアプローチするか……。声の悩み解決では、ここが一番大切になります。

そのアプローチの過程で、何をしていくかをケース・バイ・ケースで考えていかなければなりません。

これにはいろいろなパターンがあり、「この薬を飲めば良くなります」というワン・パターンはあり得ません。

そこで大切なことが、問診で質問した「悩み解決のゴール（To be＝自分はどうなりたいのか？）」ということです。実際に音声訓練に入る前に、この悩み解決のゴールを決めていきます。

自分の訓練目標をはっきりさせる——。

そのために、まず自分の悩み解決のゴールを決めます。悩み解決のゴールを決めないと、いつまで訓練を続けるのかがはっきりしません。患者さんは不安になるかもしれませんし、モチベーションも低下してしまいます。

悩み解決のゴールは、職業によっても、また個人によっても異なります。

私たちの音声訓練には、呼吸、歌声、話声のステップがあります。どのステップをゴールにするかは、患者さんに決めていただきます。

いずれのゴールにせよ、患者さんが音声訓練を選択されれば、その方のゴールに適合する訓練の内容を選択します。これは医者である私の役目です。

35年という長い年月をかけて、これだけの声帯を診させていただきましたから、患者さんが決めたゴールにより、どの方にどのアプローチが適しているかはほぼわかります。患者さんのゴールを推察し、必要な訓練内容を選択したら、音声訓練士に託します。

訓練の結果判定は患者さん自身で行う

私たちの音声訓練は、呼吸法の習得から始まります。悩み解決のゴールの違いにより、呼吸法だけで終了する方もあれば、その次のステップ（歌声、話声の訓練）に進まれる方もいます。

歌声、話声のステップに進む方も、呼吸法がある程度マスターできてからの話です。歌声にせよ、話声にせよ、声（息）は呼吸のあり方次第だからです。

音声訓練は、理屈でやってわかるレベルではありません。やはり、耳で聴いていろいろなことが判断できなければなりません。

私が音声訓練を始めた頃は、まだＳＴ（言語聴覚士）の存在がありませんでしたから、私のところの音声訓練は、ヴォイストレーナー（音声訓練士）が行ってきました。彼女らはみんな音大出身の声楽家です。

・音楽がわかる耳を持っている
・声が出せる（発声法の知識がある）
・声を出す人の気持ちがわかる

こうした理由から、現在まで声楽の人たちを音声訓練士にしてきました。

訓練の結果判定は、最終的に患者さんの自己申告による治癒判定としています。科学的にいろいろな尺度をつくってやっていますが、本人以外が状態を客観的に捉えることは難しいものです。

そこで、訓練の判定は患者さんに任せることにしています。

私たちは、その判定の尺度を「満足度」と言っています。

仮に、最初に来院されたときの満足度が40％くらいだったとします。訓練をして満足度が90％になれば、患者さんは「良くなった。これでもう大丈夫」と感じます。つまり、訓練に大きな効果があったことになるわけで、患者さん自身の満足度による判定が一番良いと考えています。

「小文式呼吸法」をマスターする

1 準備段階として脱力を行う

ここからいよいよ、私たちの音声訓練の具体的な内容になります。

ここでお話する内容は、音声訓練のベースになる呼吸法です。より精度の高い腹式呼吸をマスターするために、小文式呼吸法を行います。

日頃、仕事で声を使う機会の多い方には、筋肉に異常な緊張が見られることがあります。呼吸訓練に入る前に、全身の筋肉のストレッチを行って脱力してもらいます。脱力は、次の段階の呼吸法につなげるための準備段階です。


脱力のための肩、首、背中などのストレッチ

脱力のためにまず肩、首、頭などのストレッチを行います。

❶肩に手を置き、肘を大きく回します。前回しと後回しを行いますが、できるだけ大きく回すようにします（次ページ上図）。次に、ストレッチ用ポールを使用して仰臥位にな

ってもらいます。そこで身体のバランスを確認して制止できるようになれば、①と同様にストレッチします（下図）。

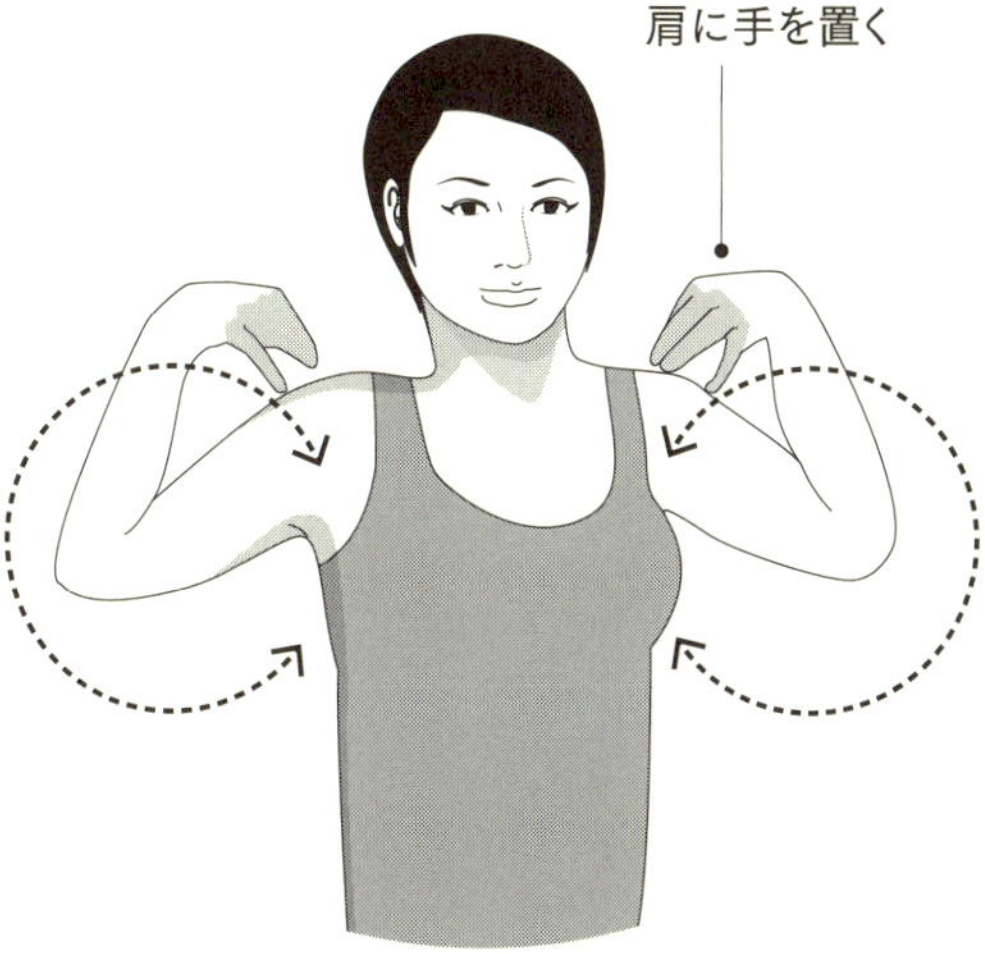

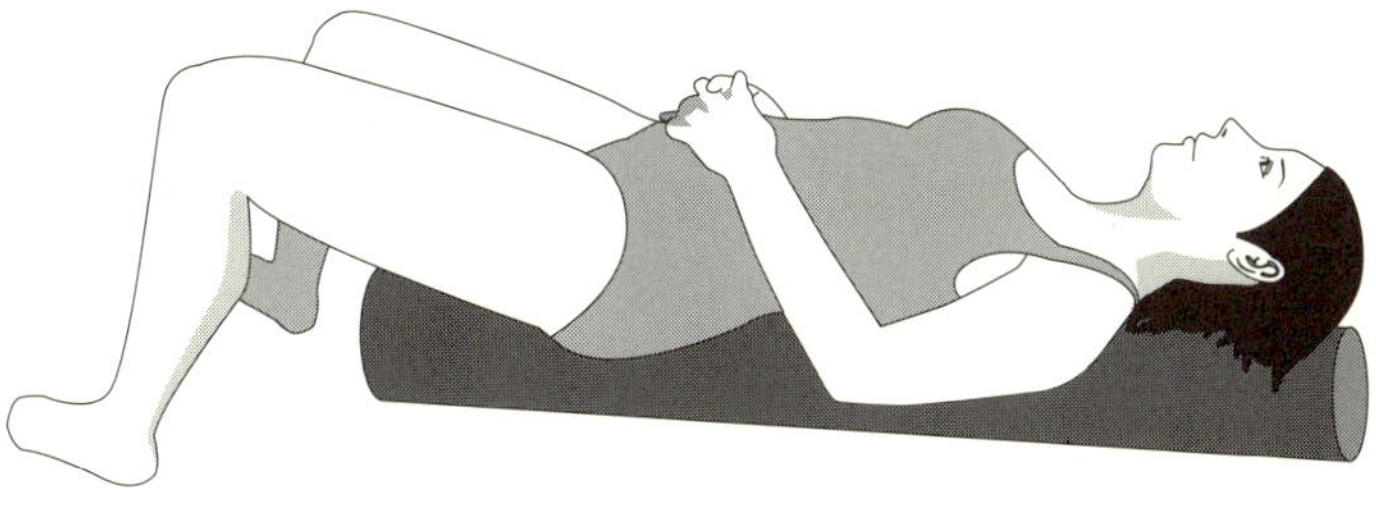

❷頭を持ち、首を伸ばすストレッチをします。左、右、斜め左前、斜め右前に首を伸ばします。伸ばすときは、必ず息を吐きながら行います（上図）。

❸頸の前を伸ばすストレッチをします。伸ばすときは、必ず息を吐きながら行います（下図）。首を伸ばすことでめまいを起こす人もいるので注意してください。

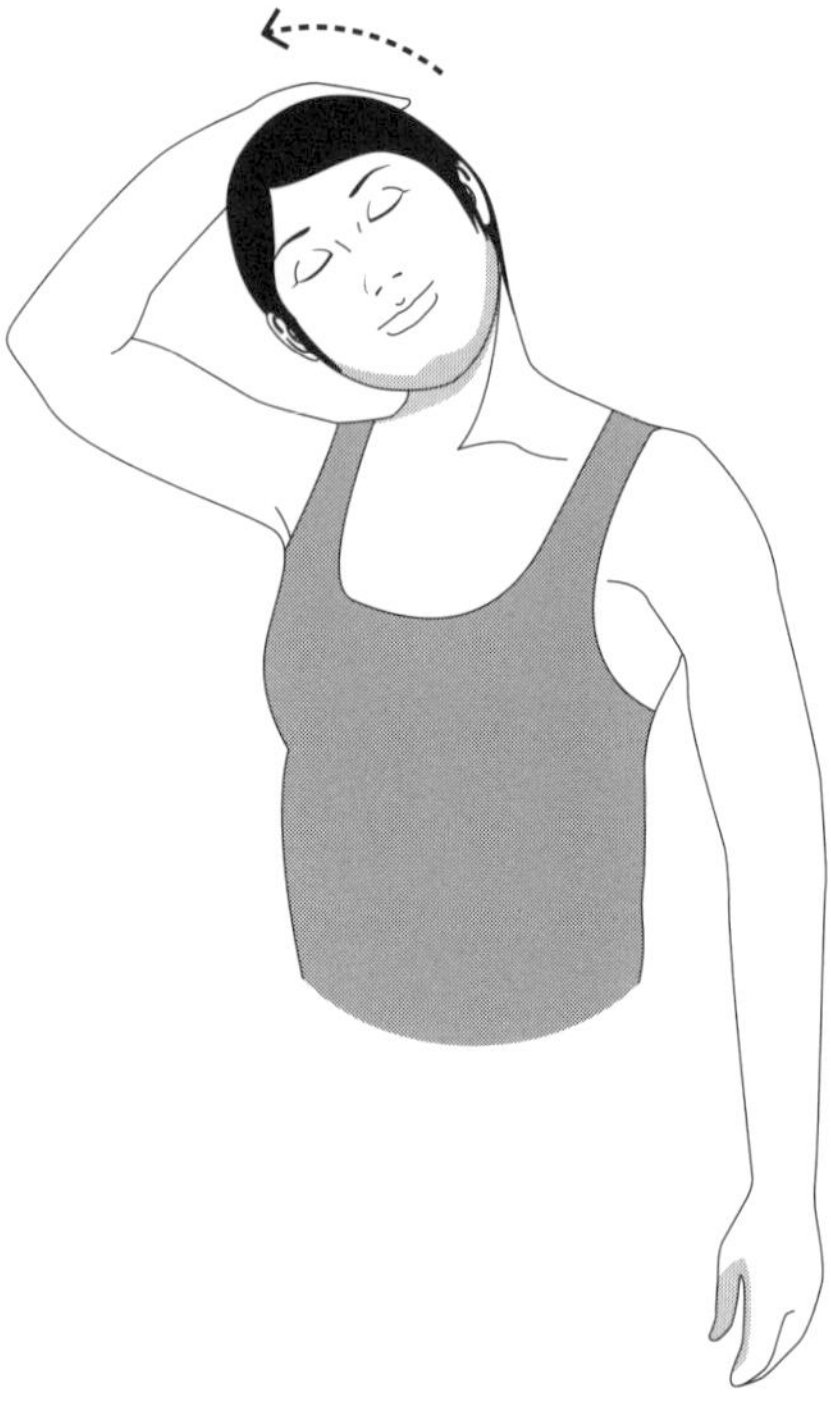

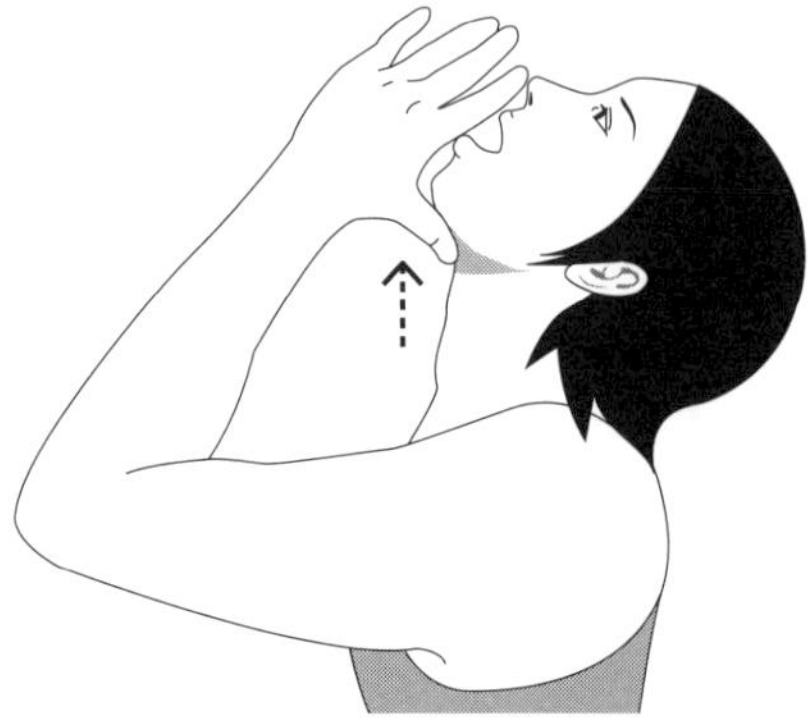

❹後頭部に手を当て、手の重みを使って首の後ろのストレッチをします（上図）。
❺頭を大きく回転させます。右回りと左回りを行います。
❻両手を組み、前へ伸ばして、肩甲骨、背中のストレッチをします（下図）。

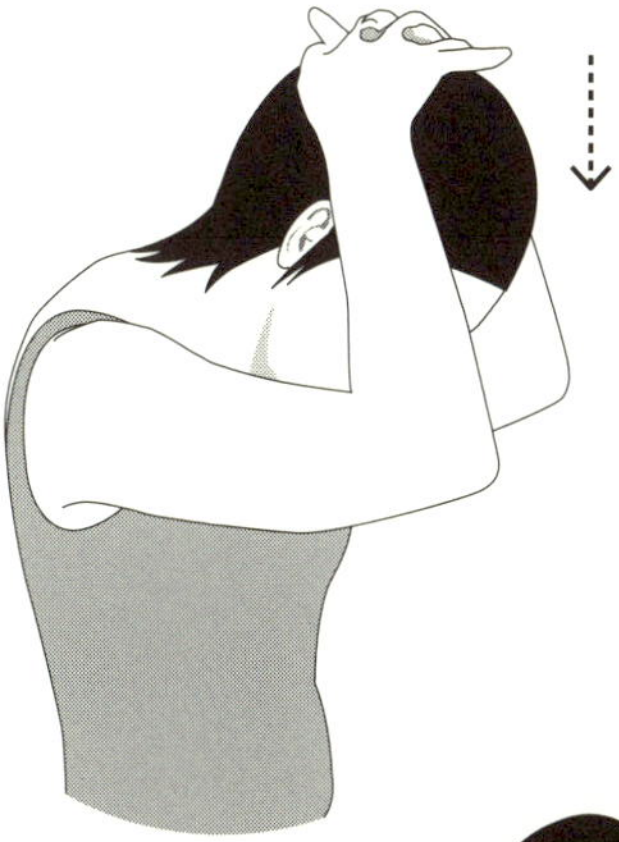

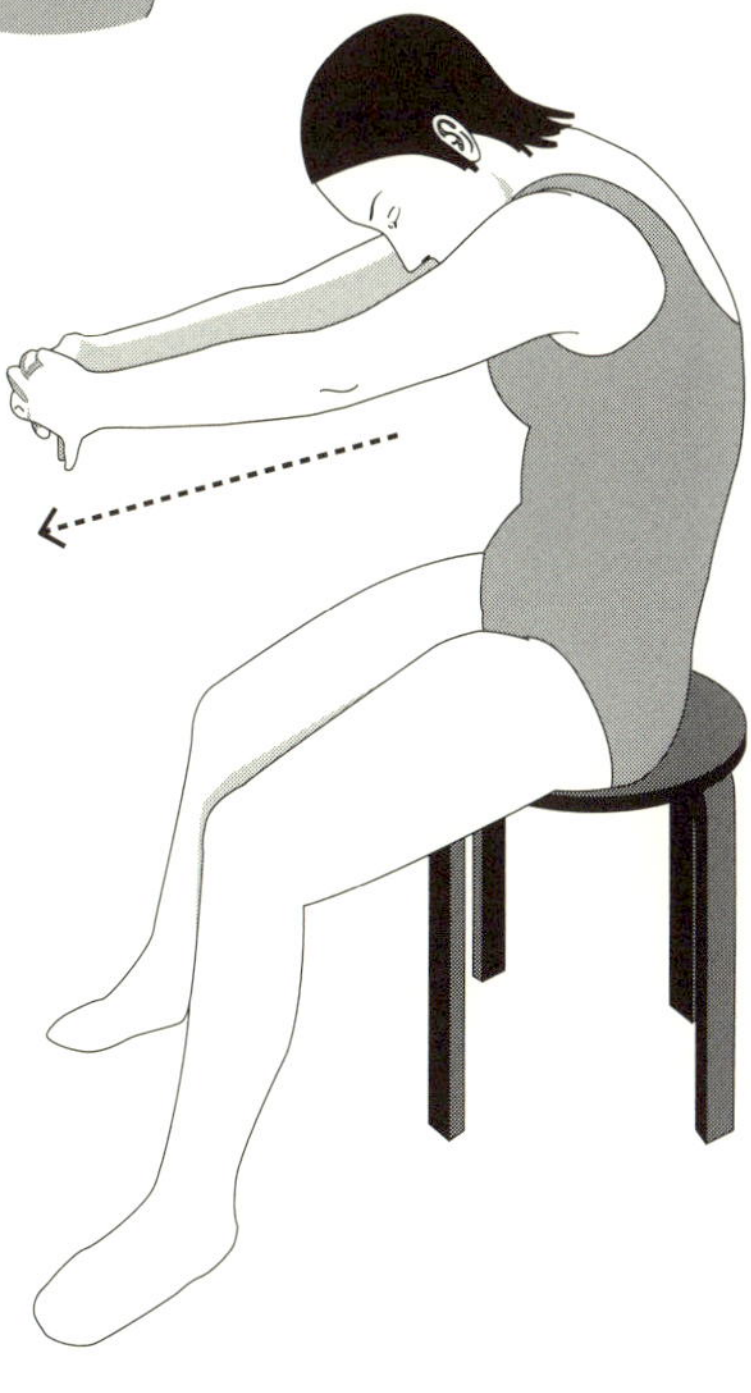

鉄棒を使っての脱力

脱力は意外に難しく、力を入れるほうが簡単です。力を意識的に抜くのはとても難しいので、最初は道具を使ったほうが楽にできます。

使う道具には、鉄棒やストレッチ用ポールなどがあります。これらを使って筋肉を伸ばすことで緊張が取れ、お腹が動きやすくなっていきます。

ここでは、鉄棒を使った脱力を紹介します。

❼両手で鉄棒のバーを握り、自分の体重を利用して膝を曲げます（左図）。

鉄棒を使う場合、肩から背中の力を抜き、背骨1本1本を伸ばすようにします。背が低く床に足が着かない場合、足台を置いて調節します。

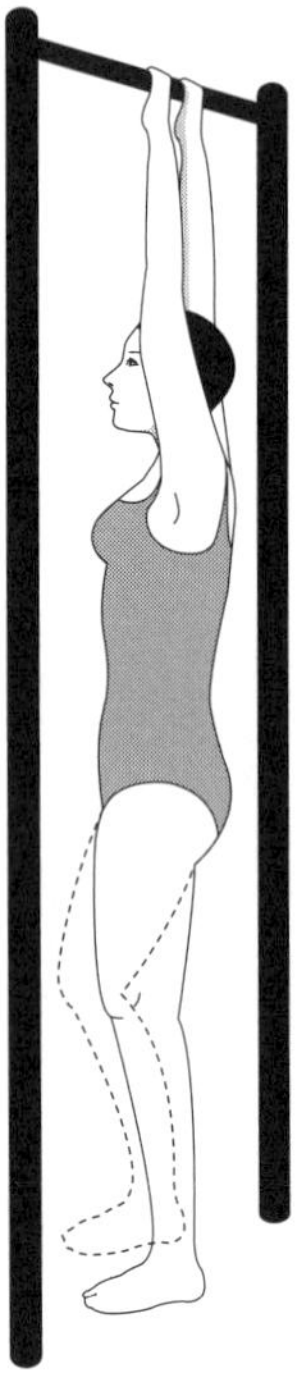

❽体側を伸ばします。左右とも行います（左図）。

❾上胸部（胸郭前面部）を伸ばし、そのポーズから前屈に入ります（左図）。

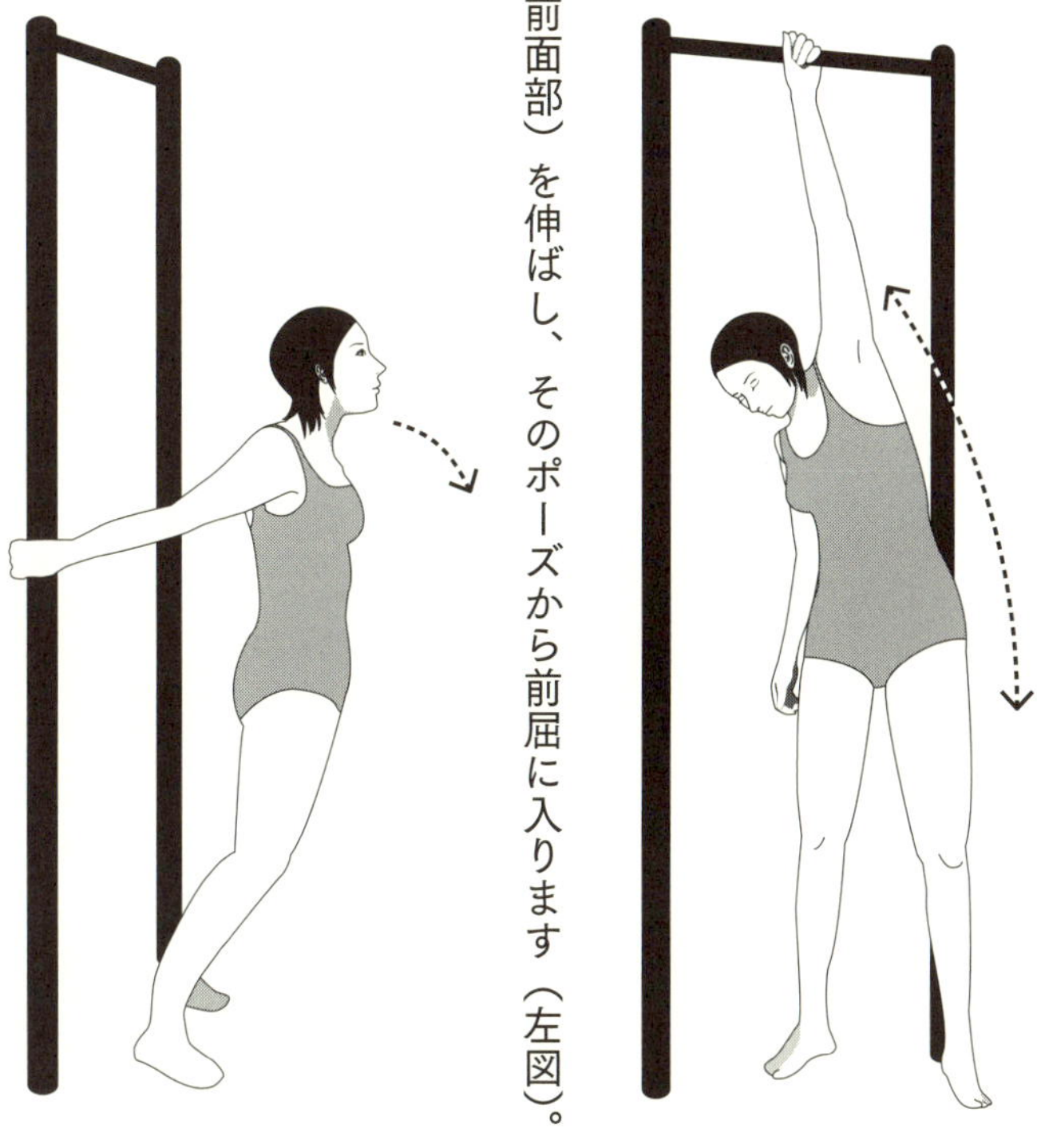

下あごの脱力

下あごに余分な力が入っていては、気道確保がうまくできません。そのため、下あごの脱力を行います。

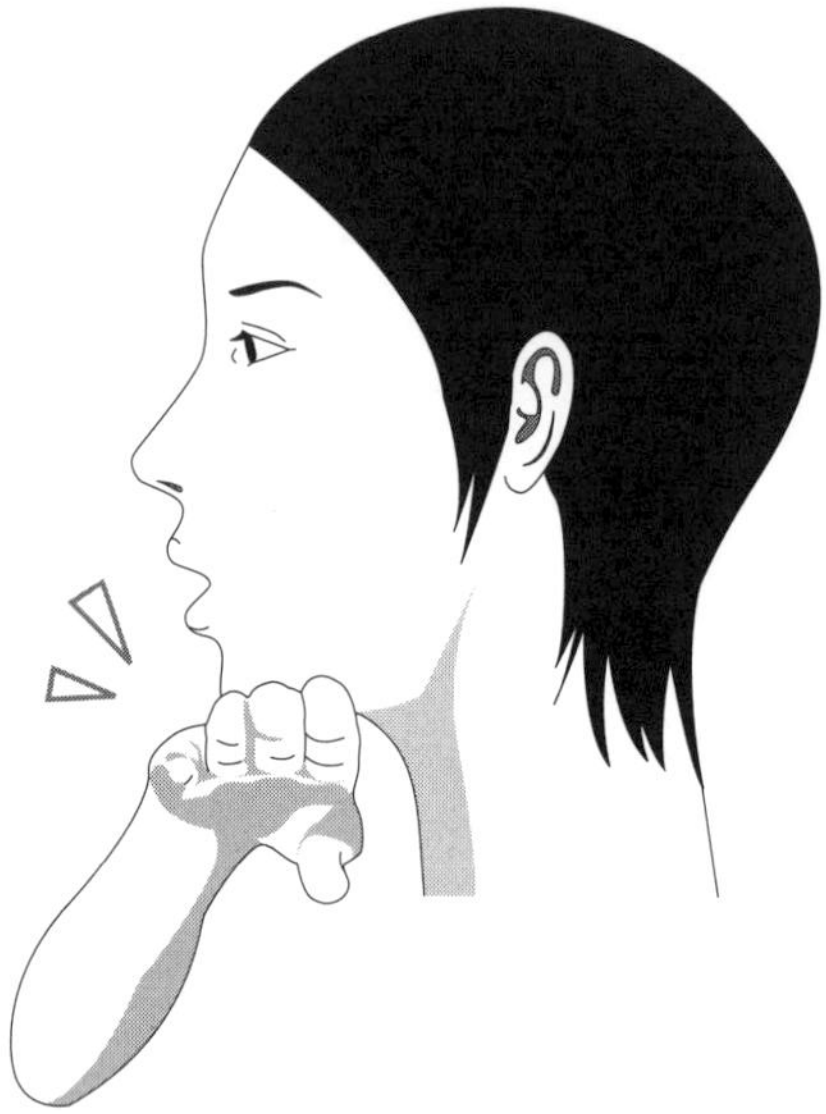

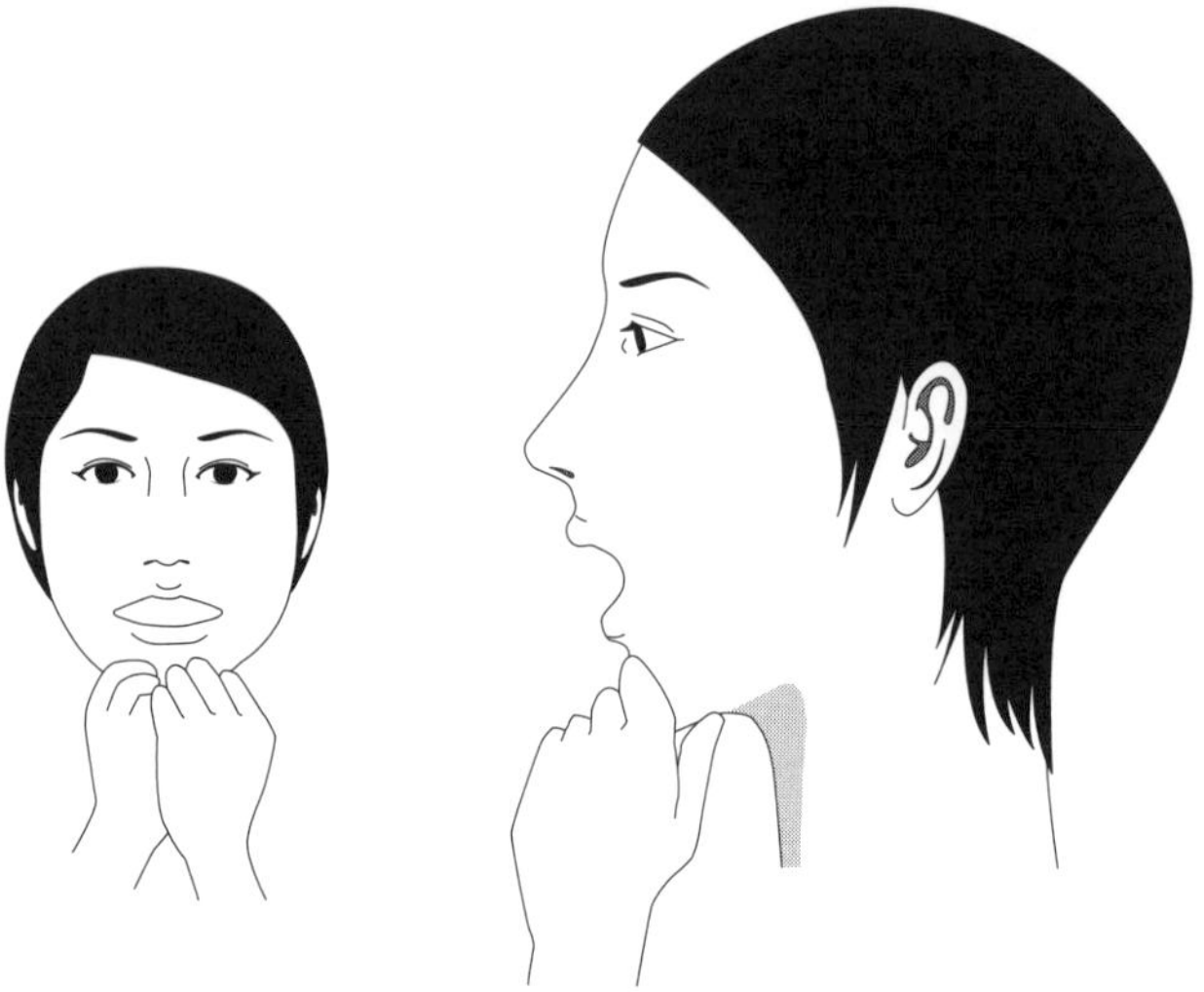

⑩あごの力を抜き、下あごの下に手の甲を置き、上方に軽くたたきます（前ページ上図）。

⑪それでも難しい場合は、下あごを両手（親指と人差し指）でつかんで上下に動かします（前ページ下図）。

舌（舌根）の脱力

舌に余分な力が入っていても、気道確保がうまくできません。そのため、舌根の脱力を行います。

⑫下あごを脱力した状態で、ゆっくり舌を出したり入れたりします。できるだけ舌を出し、それを元に戻します。舌を回したり、声をつけず、ダラ〜ンとさせます（下図）。

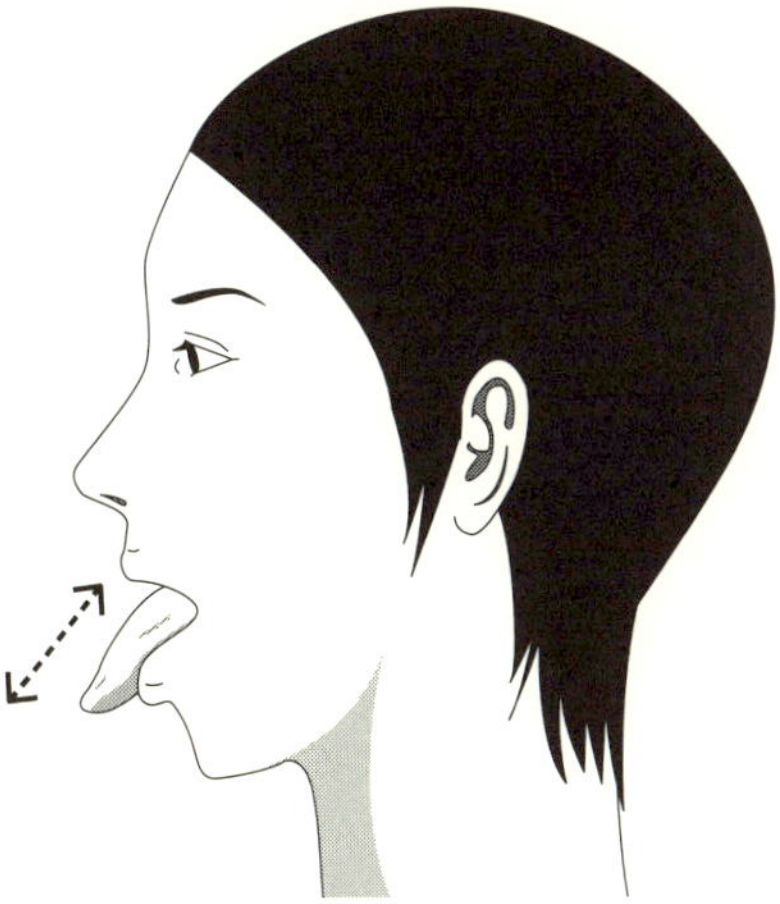

2 「パイプ式呼吸法」で丹田呼吸の感覚をつかむ

呼吸訓練の初めは、まず「パイプ式呼吸法」を行います。

腹式呼吸ができるようになる最大の利点は、息の取り入れ方が良くなることです。簡単に言えば、〝息が十分入る身体〟になることです。ただし、今まで訓練してきた経験から、意外と難しかった点がありました。

息を吸ってお腹を膨らませる……。一見すると、この行動は簡単そうに見えます。しかし、仰臥位ではできても、座位や立位になるとなかなかクリアできない方がいるのです。人間の身体の中で息が動いている……。これはあくまで感覚の世界で、感覚でしかわかりません。感覚でしかわからないものを、できるだけ自分で何か映像化したもののように捉えたいと考えました。そこで、パイプとタンクを想定したのです。

口から気管を通ってタンク（骨盤腔＝丹田）まで、ずっと太い1本のパイプがつながっている。そのパイプからタンクまで息を入れ、そこに蓄えた息をタンクからバーンと押し出して息を出す――。

このシンプルなイメージなら、わかりやすいでしょう。

患者さんには、自分の身体の中に、シンプルなパイプとタンクをイメージしてもらいます。そのパイプとタンクのイメージを使いながら、呼吸してもらうことにしました。すると、意外にこの方法が理解され、効果が上がってきました。

肺は胸にあるだけに、丹田を意識するのは難しいものです。パイプとタンクをイメージすることで、丹田を使う腹式呼吸がスムーズにできるようになったわけです。以来、このパイプ式呼吸法を使っています。

もちろん、息を吸うときは横隔膜が下方に広がりを持つ感覚を、そして息を吐くときにはタンクに入った息が腹腔、骨盤内圧を上昇させるイメージで、腹筋を使って口唇まで運んでくる感覚を持ちます。

このパイプ式呼吸法では、パイプの中に息の流れを感じてくると、呼吸量、呼気圧のコントロールができるようになり、発声段階で効率の良い声がつくれます。

仰臥位での訓練

まず、仰臥位で腹式呼吸をやっていただきます。

❶身体全体の力を抜き、膝を立てます。その状態で息を吸ってお腹を膨らませてから、口の前に置いた右の手のひらに息を吹きかけます。この際、気管から口まで〝パイプ〟を

イメージし、そのパイプに息が流れる感覚を持ちます（下図）。

❷お腹の動きが出てきたら、お腹の上に本を数冊乗せ、①と同じことを行います。その本を意識的に上げたりすることで、よりパイプの感覚が得られます。

座位での訓練

仰臥位で息が楽に入ってくる感覚を持ったまま、座位になります。座位でも、つねにパイプを意識して行います。

❸坐骨をイスにつけ、骨盤を安定させて座ります。手をお腹と口の前に当て、手のひらに息を吹きかけてからお腹を膨らませます。

❹ストローや風車を使用してもOKです。こうした小物を使うと、よりやりやすくなります（次ページ上図）。

❺リップロール、またはタングトリルで、強く息が吐けるようにします（次ページ下図）。

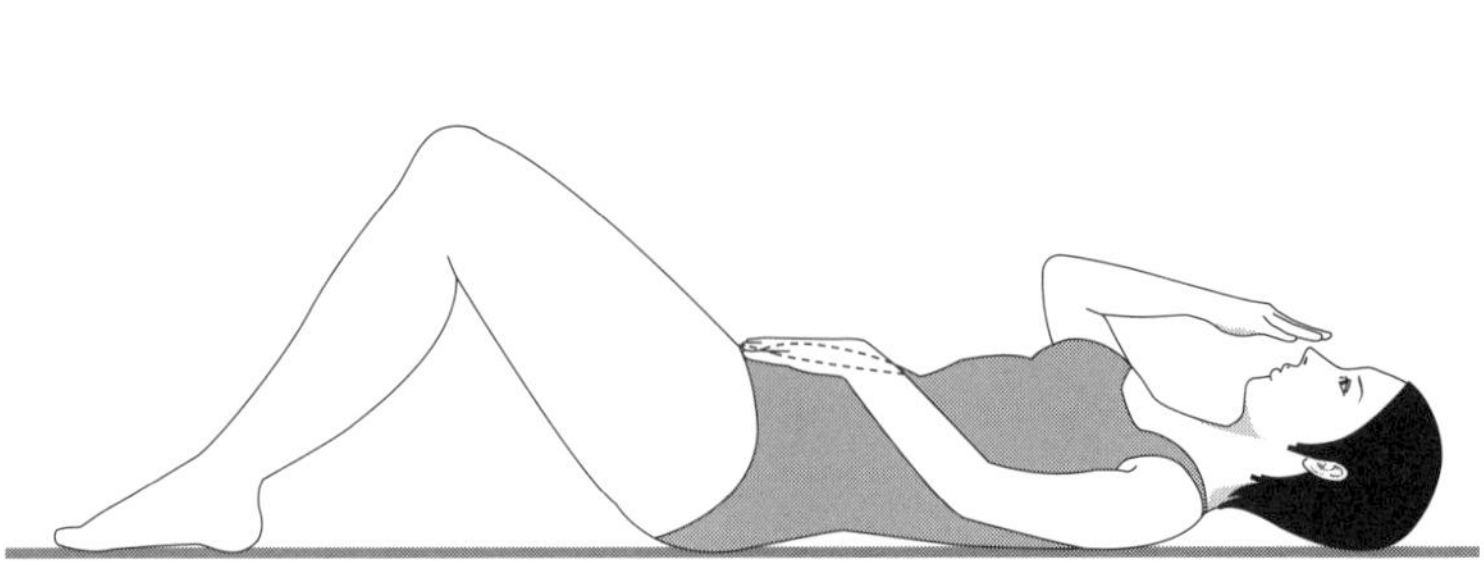

この段階で息の量が増え、息が楽になる感覚が出てきます。息を入れたり、出したりすることが楽しくなり、気持ちが良くなります。

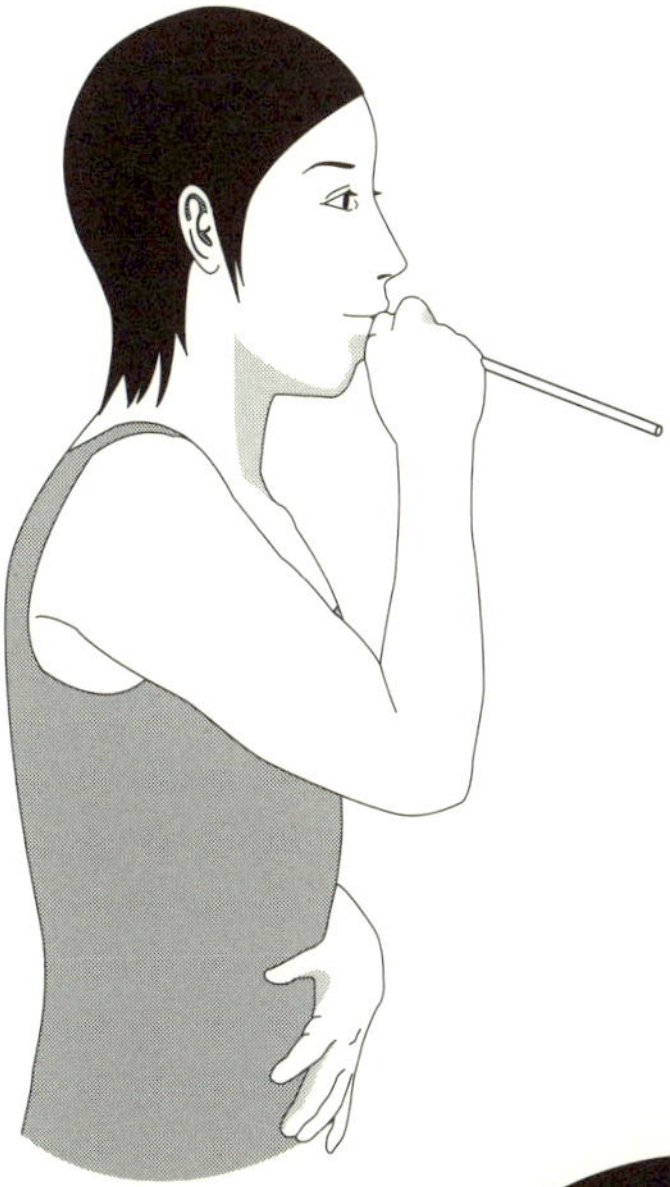

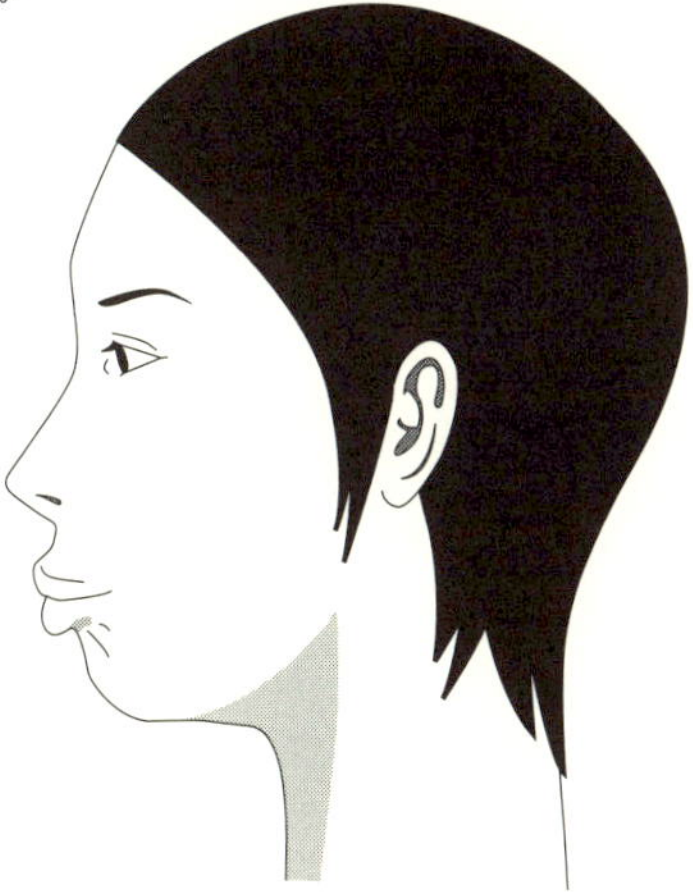

立位での訓練

立位でも、パイプの中に息が流れている感覚を持ちます。

❻膝を軽く曲げ、上体を前に曲げて、お腹も腰も膨らむようにします（左図）。

❼少しずつ上体を上げていきます。

立位でパイプ式呼吸法が完成したら、3・2・7呼吸法に入ります。

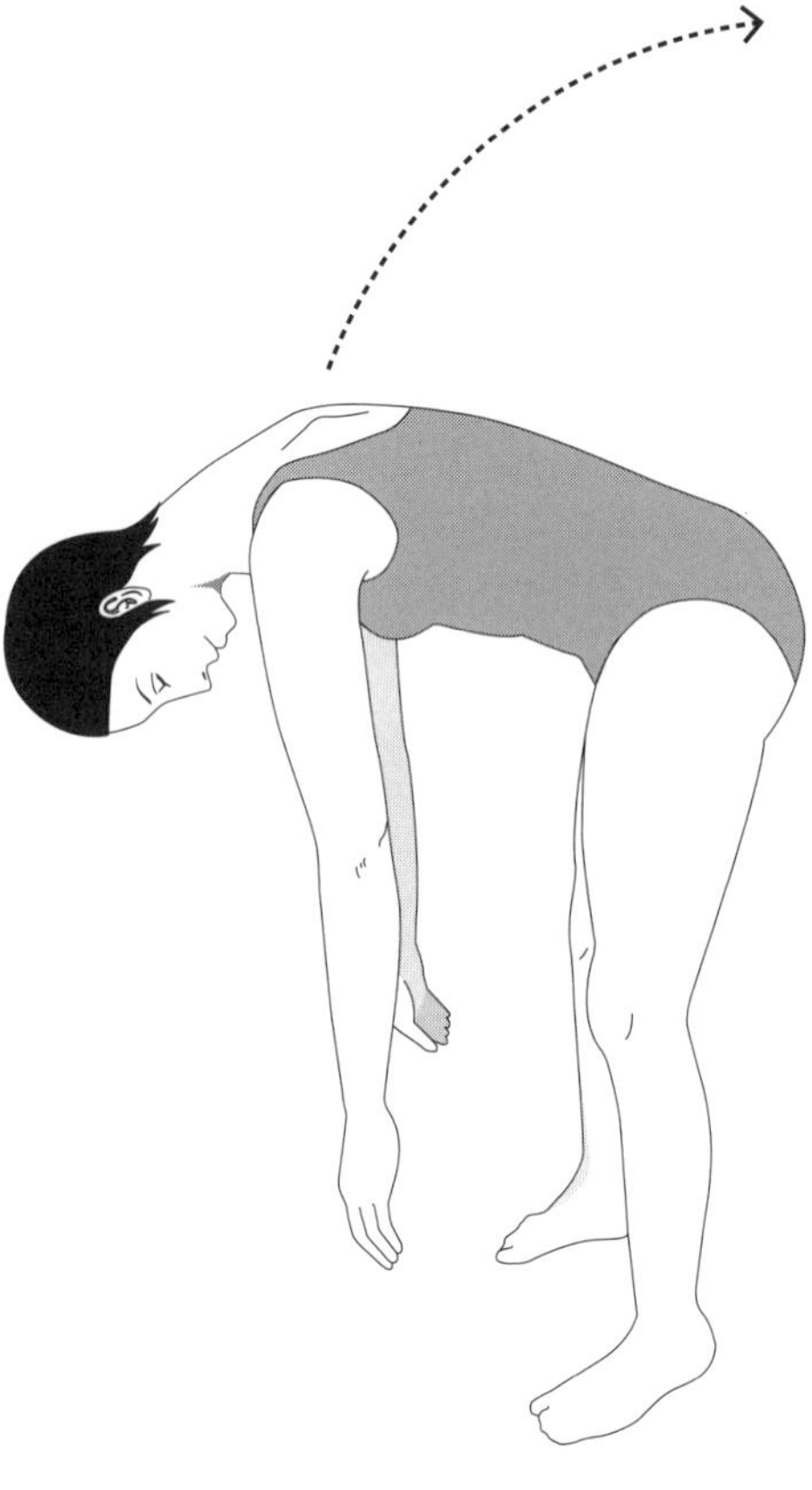

3 「3・2・7呼吸法」で呼吸保持を確保する

呼吸は、「息を吸う、休止（溜める）、息を吐く」の繰り返しです。「3・2・7呼吸法」は、「吸気3秒、休止2秒、呼気7秒」という方式です。ここで大切なことは、「休止2秒」のところで、これが「呼吸保持」の部分になります。ただ息を止めるだけでなく、〝横隔膜を広げて息を溜める感覚〟で、そこから呼気に入っていきます。これは、腹式発声の呼吸保持機能を確保するための訓練につながるもので、大切なところです。

3・2・7呼吸法の訓練

❶まず3秒息を吸い、2秒お腹の中にぐっと溜め、7秒かけて細くゆっくり吐きます。息を止めている2秒間は、横隔膜を下方に目いっぱい下げたまま（張ったまま）。できれば、声帯は閉めないようにします。
❷横隔膜を張ったまま呼気に入り、ゆっくり息を吐きます。ある程度呼気に余裕を持たせ、また次の3秒の吸気に入ります。
❸少しずつ息を吐く時間を延ばします。

最初のうち、息を出しすぎてしまうと、吸うときに腹式呼吸になりません。苦しくなるため、胸式呼吸になってしまうのです。腹式呼吸になるような余裕を持った呼吸にするため、最初は息を吐く時間を7秒としています。

訓練では、自分の身体に、「3・2・7呼吸」のリズムを取り入れるようにします。練習すれば、すぐにできるようになります。

慣れてきたら、15秒、20秒と少しずつ息を吐く時間を延ばしていきます。

話声であれば15秒、歌声であれば20秒程度が目安になります。15秒なら「3・2・15呼吸法（齋藤教授の呼吸法）」、20秒なら「3・2・20呼吸法」ということになります。

4 「振り子式呼吸法」で呼吸のリズムを身体で覚える

次は、「振り子式呼吸法」です。これは、呼吸のリズムを取り入れた呼吸方式です。

この振り子式呼吸法は、発声につなげる呼吸の訓練です。呼吸法の訓練を終了し、発声法の訓練にステップアップしていくときに使っています。

私たちの呼吸には、「無意識下呼吸」と「意識下呼吸」があります。

安静呼吸は無意識下呼吸で、勝手に呼吸中枢が働いています。

しかし、私たちがしゃべったり、歌ったりすることで息を使う意識を持ったとき、意識下呼吸になります。

安静呼吸であれば、５００ccの息が出たり入ったりしています。安静呼吸は１分間に15～17回で、振り子式呼吸法ではその呼吸を意識してやってもらいます。意識下呼吸でも、呼吸のリズムは無意識下呼吸と同じで、ただ振幅が大きくなるだけの違い――。

頭の中に、この呼吸のリズムをインプットしておきます。歌うときも、呼吸のリズムを意識していれば効率良く声帯が閉じます。声帯は閉じすぎても良くありません。ほどほどの力で閉じ、その閉じる前に息が出ていって初めて、声帯は振動します。

〝声帯を鳴らす〟のは声門閉鎖が優先ではなく、息が先行して声帯が後から閉じることで鳴る――。

これが、理想的な息と声帯の使い方になります。

患者さんにそうしたことを説明し、息を出しながら声を出してもらいます。呼吸法が悪い場合、息より早く声が出てしまいますが、やっているとその感覚がわかってきます。音声訓練では、こうした呼吸のリズムを自分の身体に染み込ませることが必要なのです。

振り子式呼吸法の訓練

❶〝振り子〟をイメージし、ゆっくり楽に呼吸します。

ブランコが、振り子のように左右にゆっくり揺れる――。

このイメージを持ち、呼吸していただきます。

❷少しずつ、振り子の振り幅（振幅）を大きくしていきます。

振り子の振幅が大きくなると、パイプの中にたくさんの息が出入りしているのがわかります。タンクにたくさんの息が入るため、お腹の動きと呼気、吸気が連動しているのがわかります。

❸ゆっくりしたリズムで、声門閉鎖と声門開大を行います。

ここで、軽く声をつけてみます。このときの声は、溜め息が出るような声でＯＫです。このとき、間接喉頭鏡で声帯を診ると、声門閉鎖（声帯が閉じている）と声門開大（声帯が開いている）が規則正しくゆっくり行われていることが観察されます。

❹振り子のイメージで、軽く声をつけてみます。

振り子のイメージで、軽く声をつけてみます。振り子の振幅を大きくしていくと、だんだんしっかりした声に変わっていきます。

このゆっくりした振り子式呼吸法で発声すれば、まず硬起声になることはありません。このリズムを身体で覚え、発声につなげることが大切です。

5 姿勢をチェックする

無理のない良い声は、正しい腹式呼吸から生まれます。その腹式呼吸は、ふさわしい姿勢から生まれます。

呼吸の調節は、かなり複雑な神経の支配を受けています。それをうまく使いこなすには、身体全体の各部分の働き、つまり姿勢が重要になってきます。次のような体位で、姿勢をチェックします。

仰臥位

ベッドと首、腰が開きすぎていないかをチェックします。

座位

座位になったときに腰がすごく反っていたり、猫背になっていたりすると正しくお腹が動きません。座位で正しい姿勢かどうかを確かめるには、背もたれのないイスを使い、壁につけます。

❶腰が反っていないかをチェックします（右図）。
❷猫背になっていないかをチェックします（左図）。
❸正しい姿勢になっているかをチェックします。正しい姿勢なら、骨盤底筋、坐骨、骨盤を真っ直ぐにしたところに、背骨が乗る状態になります（次ページ図）。

立位

壁に背面をつけて後頭部、背中、お尻、ふくらはぎ、かかとがついているかをチェックします。立位になったとき、骨盤底筋などの中心を意識しないと、フラフラしたりします。

身体がものすごく硬くなっている方は、

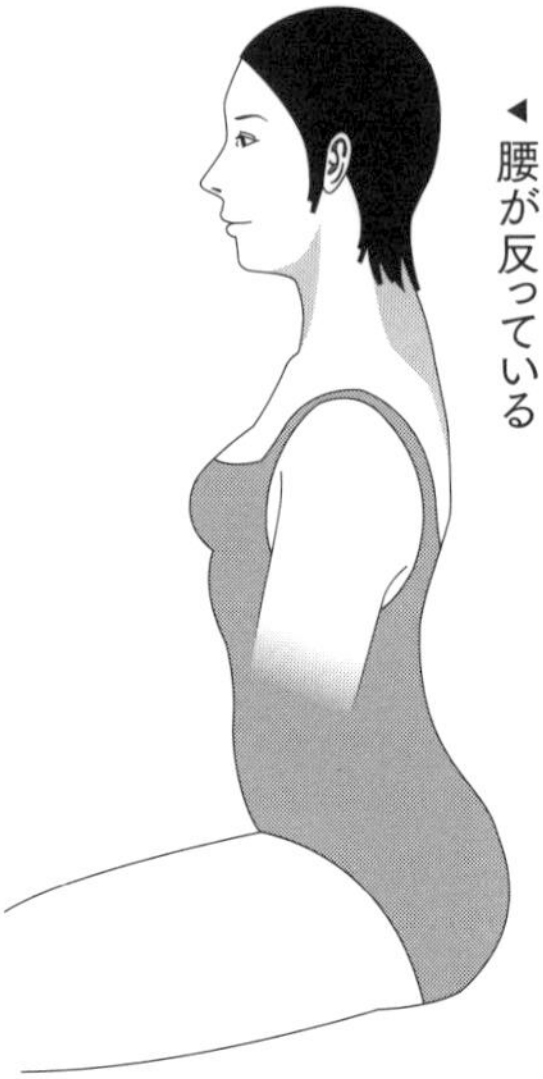

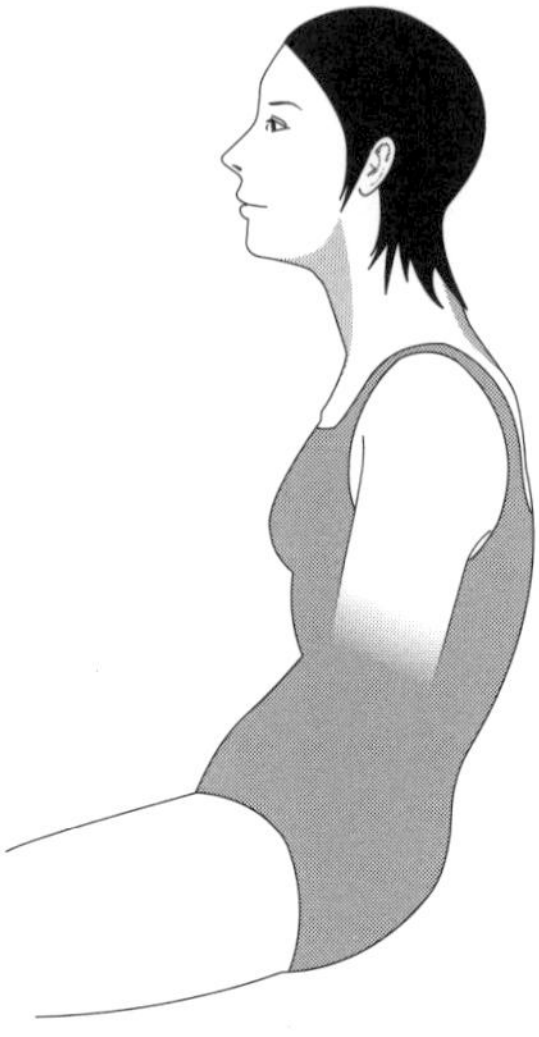

後頭部をつけると喉が圧迫された感じで「ウッ」となってしまうため、そうした方の場合は後頭部を無理にはつけません。強制的に身体を矯正するといったことはなるべくせず、少しずつ身体を緩ませ、徐々にその状態に近づいていけるようにします。

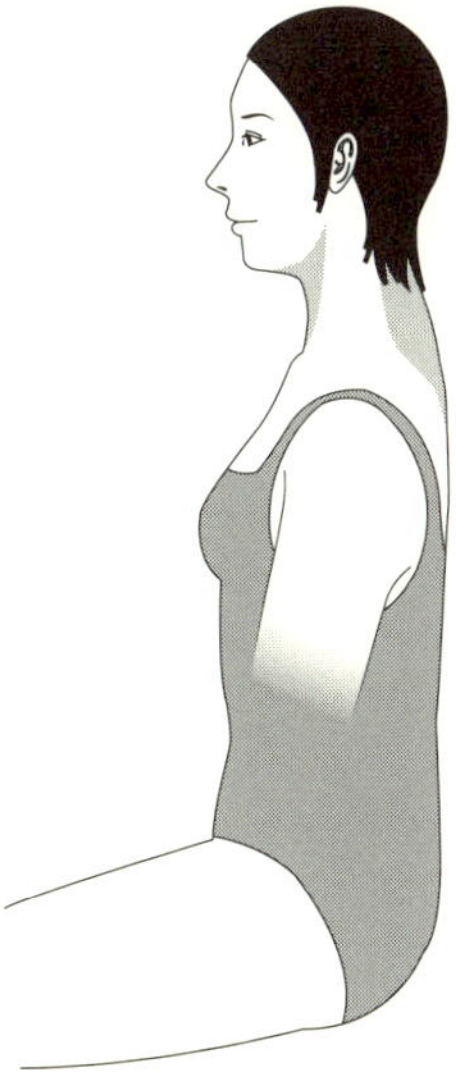

◀正しい姿勢になっている

腹式呼吸法ができているかをチェックするポイント

腹式呼吸法がきちんとできているかどうか……。

ここを再確認する意味で、腹式呼吸習得後に所見をチェックします。腹式呼吸に科学は入っていないため、科学的なエビデンスではありません。

X線を使って横隔膜の動きを確認する方法はありますが、レントゲンは被ばく量が多くなるため、長時間の撮影は好ましくありません。最近は、MRIを使ってやりはじめる方も出てきています。今後は科学のメスがどんどん入ってくると思いますが、私のチェック法は次の通りです。

❶深呼吸時に、両肩甲骨と鎖骨が上がるか

胸式の場合、両肩甲骨と鎖骨が上がります。

❷仰臥位での腹筋と呼吸との連動性があるか

太いパイプにたくさんの息の出し入れをする訓練をすると、横隔膜、そして腹筋の使い方とパイプの中の息の流れが連動してきます。仰臥位で、腹筋と呼吸との連動性があるかをチェックします。

❸息を吸うとき、息を出すときに、喉頭や咽頭腔での狭さく音（摩擦音）があるか

息を吸うとき、息を出すときに声帯が十分に開いていなければ、声帯の摩擦音がありま す。吸気時に横隔膜が反応すれば、勝手に声帯は開きます。60〜90度開けばよいとします。

❹呼吸時の姿勢はどうか

座位と立位で正しい姿勢かどうかをチェックします。

❺座位、立位での呼吸時の腹筋の反応と重心の位置はどうか

座位、立位での呼吸時の腹筋の反応は、手で触れてみてチェックします。

❻呼吸保持ができているかどうか

呼吸保持ができているかどうかのチェックは、息をいっぱい吸い込んだ後、次の呼気に移るまでに一瞬息を止めてもらいます。呼吸保持ができていれば、息を止めていても声門は閉じません。意識しているのに声門が閉まってしまうのは、呼吸保持ができていない証拠です。この状態は、間接喉頭鏡で確認できます。

「小文式呼吸法」の訓練は1クールが基本

音声訓練は、6回を1クールとしています。小文式呼吸法で6回の後、話声コース6回、歌声コース6回と分けていますが、ここでお話したことは小文式呼吸法の6回です。6回というのは、あくまでも目安です。目安がないといつまで続くかわからないことになり、精神的な負担になります。だいたい6回を目安に、多少は回数の増減があることもお話しています。

小文式呼吸法の訓練では、期間も重要です。あまり長く間隔があいてしまうと、覚えたことを忘れてしまったりするからです。そのため、週1回を基本としています。2〜3回で、ほとんどの方は立位までできるようになります。3回目くらいになると、

「これが腹式呼吸か」という感じがわかってきます。

その感じがわかってくれば、次は姿勢を見ていきます。できている場合はそれをもっと強化し、強い息が吐けるように呼吸の量を増やしていきます。

6回目くらいで、正しい姿勢で呼吸ができるようになります。ある程度の時間が必要な理由は、それまでの習慣でその方に癖がついている場合が多いからです。

週1回の訓練時間は、内容によって異なってきます。一概には言えませんが、一般的には30〜40分くらいです。

スポーツトレーナーとの連携が必要になることもある

第1章の元歌劇団の方のところで、スポーツトレーナーとの提携のことをお話しました。この例では、私は声だけのことを考えていました。しかし、声だけでなく、身体全体を診ることも必要なことを学びました。身体全体を診るためには、私一人ではなく、そうした専門的な知識を持つ人との協力が重要なことを勉強しました。

呼吸筋には横隔膜と肋間筋がありますが、腹式呼吸では横隔膜が大切です。横隔膜に近い下の肋骨に制限が出てきても、腹式呼吸ができなくなります。

上胸部の呼吸は胸式呼吸で、使ってはいけないと言われます。

しかし、呼吸のときには、胸郭のスペースを広げるために動かないと困ります。それが動かなくなると、少なくとも⅓か¼は吸気の量が減ってしまう場合があります。つまり呼吸のキャパが減ってしまうのです。

「息が入らない。そのためにフレーズが続かない」

歌のプロの方では、こうした訴えもときどきあります。

呼吸法は、何が何でも腹式呼吸がいいと思いますが、上胸部を中心にした筋肉の持続的緊張による吸気制限があるとするならば、胸式呼吸を使う余地も考えておく必要があると思います。

頚の周り、肩甲骨の周りの筋肉がガチガチに凝って「思うような声が出ない」という、私たちではどうしようもない症例が最近多い気がします。第1章でも書きましたが、こうした症例の場合は、私のクリニックと提携しているスポーツトレーナーの萩本晋司先生に施術を依頼しています。軽度の場合は、数週間で「声が楽になった」と喜ばれています。

これからは、呼吸や発声に関連した筋肉の訓練として、アスリートと同様の訓練法を取り入れていく必要がある――。

私はこう考えています。また、萩本先生も「声を使うプロは、アスリートと同じように筋肉を訓練して、発声するための条件を良くすることが必要だ」と述べられています。

ここに、萩本先生からメッセージをいただきました。

スポーツトレーナーから見た美声のための身体づくり

――生涯現役を目指して

萩本晋司

生涯問題なく高いレベルで発声し続ける（歌唱、話声）には、「姿勢・脱力・重心・呼吸」のすべてを正常に保つことが必要です。これは声に限らず、若さを保つために必要な基本パックです。

例えばバランスが悪いと、身体の支えが不安定で、知らないうちに身体に余計な力が入って硬くなります。

この状態だと、疲れやすいため、良い姿勢も保てず、「立つ・歩く」がさらに難しくなり、簡単な動作でさえ筋肉疲労が激しくなります。こうなると、疲労の蓄積と筋肉の持続的緊張により、さらに筋肉が縮み、筋中の血管が押し潰されて、血流阻害→酸素不足・栄養不良→各細胞の衰弱→細胞死へと進行します。この頃から重い・怠い・しびれる・痛いといろいろな症状が出はじめます。

硬い体は肺が膨らみにくいので、息をたくさん吸えませんし、胸式呼吸であれば、首や肩、胸周りの負担が多く、疲労と老化を早めることになります。基本パックを正常に保てば、発声に必要な身体機能が維持され、自然に若々しさも保てます。

正しい姿勢とは、ピンと背筋を伸ばした姿勢ではなく、自然にできる最も安定してリラックスしている姿勢を言います。

私たちが自然から与えられた野生の生活のままであれば、生きるため、敵から逃れるために、毎日命がけで持てる能力のすべてを使い切っているので、この状態は今も全員に備わっているでしょう。

しかし現代は、平和すぎて弱ってしまった身体能力、そして蓄積された心のストレスによる身体不調によって、心身分離が起こり、身体のコントロールが利かなくなっています。

今こそ、心と身体に強い繋がりを持つ自然体を取り戻すことが必要です。心身ともに健康であれば、自然に正しい姿勢になり、正しい姿勢によって心身の健康も得られやすくなります。

まずは心と身体を繋ぐこと。そのためには、一番大切である自分の身体が発する毎日の変化に気づく僅かな時間を持って、気持ちの良い腹式呼吸を行い、身体の隅々まで酸素が行きわたる感じが得られれば、失った能力を取り戻す準備ができたことになります。若々しさと、美しい声を得るためには、まずそこから始めてください。

良い姿勢をつくる簡易即席法

▼腹式呼吸ができているか確認します（できているつもりの人が多いので、一度

は専門家に確認してもらうほうがベター)。

▼目を閉じて、「下腹部や足裏の感覚はあるか?」「肩の力が抜けているか?」「今日の感じはどうかな? 重心はどこに乗ってる?」と自身の身体を感じてください。毎日、身体を感じることが大切です。

▼日常から足の親指の先の感覚に意識を持ちます(鼻緒付きのサンダルを毎日履くとよい。室内履きでもよい)。

▼軽く足踏みをした後、できるだけ踵を高く上げ、小指側ではなく両足とも親指の先を一番意識して爪先立ちをします。壁に手をついてもOKです。そこから踵をゆっくり下ろします。親指先の感覚を少し残す感じにします。爪先立ちでフラフラする、すぐにふくらはぎが張る、小指側に乗ってしまうという方は、お尻から腿裏の内寄りの筋肉を上手く扱えなくなっているので、毎日少しずつ練習して、感覚を意識できるようにしてください。本当は親指の先に体重が乗ると、自然に腿裏からお尻の力を感じて安定して立てるのですが、これまで失ったものが多く、あちこち痛い、体が硬い、腹に力がない、身体の力が抜けな

い、心が不安定などといった場合は、時間はかかりますが、繰り返すことによって、年齢に関係なく感覚は少しずつ戻ってきます。ヨガや武道・合気道、全身ストレッチなどと一緒に始めれば、飛躍的に成長します。

前記の方法を音大の声楽の先生に、2週間で約30人の学生に実践していただいた結果、その場で即効性があったのは6〜7割程度で、中でも留学経験のある優秀な学生がその場で「とんでもなく突き抜けた!」そうです。

効果がなかった学生は、立ち方を変えても力が抜けず、身体の変化を感じられないことが多かったそうです。日々感覚を磨いていけば、徐々に効果が出てくるでしょう。

GUT(Grand Unification Therapy):大統合治療法、ジーユーティー

これまでお話した考え方や方法は、私が考案したGUTという統合治療法の一部です。

この治療法は、本来の自然体を取り戻す自己治癒力を引き出すために、個人個

人に合った数々の治療法を用いて、私たち専門家が治療と指導を行い、患者自身が実践して独り立ちすることを目標としています。

ＧＵＴは現在、動作改善運動法・鍼灸療法・骨盤骨格修正法・心理療法・自然哲学を大きな柱とし、これまでバラバラになっていた治療法を一つにまとめ、体系化しつつあります。

将来、ＧＵＴは食事療法（自然食料理教室）、漢方学、温泉療法や武道スポーツ全般を取り込み、さらには現代医療にも協力していただき、日本の医道として、このすべてを一つの施設で実践体験していただけるように進めていきたいと思っています。

萩本晋司
関西鍼灸短期大学（現関西医療大学）を首席で卒業。オートバイ事故で頸椎骨折、椎間板ヘルニア、靭帯断裂など重傷を負い、手術後も、右腕と下半身の激痛に苦しむも、恩師と自分自身の治療により完治。その後ＧＵＴにより想像を超えて心身ともに若返る（現在も若返り更新中）。KONAMIオリンピック競泳チーム専属トレーナーを経て、現在は声楽家・バレエなどプロダンサーの治療とコーチングを行い、特別集中施術室代表としてＧＵＴ完成に取り組んでいる。

「小文式呼吸法」は場所と時間を選ばずにいつでもできる

小文式呼吸法は、場所と時間を選びません。ちょっとした暇さえあればいつでも、どこでも実践できます。

授業の休憩時間、歌唱ステージの合間、電車やバスに乗っているとき、寝る前など……訓練以外でも実践するようにお願いしています。

「呼吸は呼気が優先です。電車やバスに乗っても、乗っているときは呼気から始まるこの呼吸をしていてください。意識してこの呼吸を行えば、勝手に腹筋が反応してきます」

歌う方にはいつも、私はこう言っています。特にアマチュアで歌う方には、励行をアドバイスします。

繰り返しになる部分もありますが、そうしたときの小文式呼吸法を紹介します。

❶あくびをするように、口（口唇）から気管、そして丹田（おヘソの辺り）までに太いパイプをイメージします。あくびをするように、そのパイプの中にゆったりたくさん息を入れます。パイプの末端にはタンクがあり、そのタンクの中に息を入れるイメージで。

タンクに入った息は、腹筋を使って腹圧を上げながら、そのままパイプを通して口（口唇）まで運び、そこで外部に放射します（パイプ方式）。

❷ゆっくり3秒かけて息を吸います。2秒息を止め、続けて7秒で息を出す（3・2・7方式）。慣れてくれば息を吐く時間を長くし、「3・2・15方式」にします。

❸意識下にない安静時呼吸を、時計の〝振り子〟をイメージした意識下の呼吸で行います。少しずつ振り（振幅）を大きく、また小さくする。呼吸のリズムを覚え、発声につなげるための方法です（振り子方式）。

呼吸は、意識や感覚では捉えにくいものです。それを映像化することで、呼吸の行動様式がわかりやすくなると思います。また、呼吸のリズムを大切にする意識を持つことも、実体性のある腹式呼吸にしていく条件と考えています。

ここに示した3つの方式は、いつでもどこでも簡単にできる訓練法です。

このことを十分に理解してもらえれば、小文式呼吸法を実践することで、発声につながる間違いのない腹式呼吸になっていくはずです。効率の良い発声が期待できるほか、自然に声の悩みも解消されるという大きな期待も持てます。

「素晴らしい美声は息にあり、
傷めし声の癒しもまた、息にあり」

いつも呼吸のことを考えていたら、こんな文言が出てきました。これは色紙に書いて訓練室に飾っています。

第6章

［症例別］声の悩みはこうして解決する

この章では、声の相談に来られる方で比較的よくあるケースをいくつか取り上げてみました。

ケース1 指導の先生によって声種をころころ変えられる

◆音大の学生

この方は女性（21歳）で、音大の学生でした。

高校の頃から声楽を始め、最初の声種はソプラノでやってきていました。音大に入学してから、複数の発声の先生について指導を受けるようになっています。

「先生によって『あなたはソプラノですよ』とか『あなたはメゾソプラノですよ』といった形で、声種をころころ変えられました。これから、私はどういう声種で歌っていったらよいのでしょうか？」

卒業を控え、彼女から相談を受けました。歌を歌っていく上で、声種の決定は非常に大切です。学生のレベルでは、よくこうした相談や質問を受けます。

「耳鼻咽喉科に行って、声種を決めてもらってきなさい」

指導者からこう言われ、来院される場合もあります。

本来、声種の決定は声楽指導の先生がするものだと思っています。私たちが相談に乗ってあげるとするならば、声域、声帯の形状についての話だと思います。

声域には、次のように、生理学的な声域と、音楽的な声域の2つがあります。

・生理学的な声域……「低いところから高いところまで声が出る範囲」のこと

・音楽的な声域………「歌を歌って音楽的に歌える範囲」のこと

声楽の先生によっては、生理学的な声域で声種を決める先生もいれば、音楽的な声域で決める先生もいますが、後者がベターだと思っています。

いずれにせよ、声楽の先生がご自分の聴覚印象で決めるのが一番です。

体調によっては低いところまでしか歌えない場合もあるが、調子が良いときには高い声が出る……。こうした場合、声種の決定には先生の考え方や、その学生の体調を十分に理解しているかどうかも関係してきます。

そうした学生に対し、私たちはまず声帯の大きさを診ます。

声種のことで耳鼻咽喉科医ができるコメントは、声帯の形状についてです。声帯が小さければソプラノしか適していませんから、声帯の大きい方のほうが問題になります。声帯が大きい方の場合、低いところで歌ってもよいし、高いところで歌ってもよいのですが、小さい声帯の方に対する声楽の指導法とは違った指導があるのではないかと思っています。

最近の若い人は、スマートフォンを持っています。スマートフォンに、私がビデオに撮った静止画像と動画像を記録してもらいます。その2種類の画像で、指導の先生に判断してもらうことにしています。

声帯の形状については、長さ（長い／短い、大きい／小さい）、幅、厚みの3つがあります。「身長と声帯の長さは比例する」という意見もありますが、長年喉を診てきた者からすれば、一概に賛成はできません。

厳密に言うと、声帯の真ん中に筋肉があって、これを「声帯筋（ボディ）」と言います。声帯表面は粘膜（カバー）が覆っていて、粘膜と筋肉の間にある移行部から上の部分が声帯の振動体です。

声帯筋（ボディ）と粘膜（カバー）の関係を考えると、次の4種類になります。

①ボディもカバーもしっかりしている
②ボディはしっかりしているが、カバーは薄い
③ボディはしっかりしていないが、カバーは厚い
④ボディもカバーもしっかりしていない

ボディとカバーの関係で声の質が変わり、声種も変わる可能性があります。

いずれにせよ、声を使われる仕事の中でも、声楽家の方はご自分の声帯の形状、性質を十分に知っておくことです。

ケース2 指導の先生から「歌わせてもよいか」と相談を受けた

◆音大の学生

「私の指導が悪いのか、声帯に問題があるのか、どうしてもハスキーな声が取れません。歌わせてもいいかどうか診てください」

指導の先生からこう依頼され、相談に見えた方は音大の学生（20歳）でした。

診断名は「声帯溝症」でした。

声帯の形態異常には、「声帯溝症」と「声帯萎縮症」があります。声帯溝症というのは、声帯の真ん中に溝ができてしまうものです。

声帯振動の原理は、「ベルヌーイ現象」によって声帯の下面から上面にかけて粘膜（カバー）の波状現象が起こるという点です。

声帯に溝があると、その波状現象がスムーズに進まなくなります。溝のところまでくると振動がストップしてしまい、そこから上に振動が滑らかに伝わりません。そのため、出る声はハスキーになってしまいます。

「あなたは声帯溝症だから、歌うのはやめなさい」

声帯溝症の方が耳鼻咽喉科に行くと、こう断言されたりします。残念でしょうが、本当に歌うのはやめたほうがよいケースがあります。

ただし、溝が小さい方では音声訓練で対応できる場合があります。音声訓練で対応できるかどうかは、ストロボスコープによる検査で判断できます。

形態異常のもう一つは、声帯萎縮症です。

声帯萎縮症は、発声するときに声帯がきっちり閉じません。これを、「スリット現象」と言います。スリットがあっても、ストロボスコープで診て、一周期の中で少しでも声帯が閉じれば、発声は可能です。

普通に話しているときには息が漏れてハスキーな声ですが、歌うときに下からの息の量を大きくすることで、声帯が吹き上がって閉じる瞬間ができます。この場合は歌うことは十分に可能で、声門下圧をコントロールすれば、素晴らしい声で歌えます。

ただし、あまりに声帯の萎縮が強い人では、クリアな良い声では歌えませんが、ジャンルによってはハスキーを売りにして歌うことは可能です。

「あなたは歌える声帯ではないよ」と、他の耳鼻咽喉科でポンと言われたという患者さんをときどき診ることがありますが、あまり気にせずにセカンドオピニオンを申し出るといいと思います。

「こういう状態なので、頭打ちになるかもしれません」

指導者や保護者の方に来てもらい、こうお話しますが、「音声訓練次第で、声は良くなる可能性はありますよ」と励ますこともしばしばです。

ケース3 すぐに喉が痛くなって声が嗄れる

◆音大の学生

この方は、音大に入学したばかりの女子学生（18歳）でした。

「すぐ喉が痛くなり、声も嗄れてしまいます。指導の先生から、『発声の仕方が悪いと思うけど、念のために喉を診てもらってください』と言われて来ました。自分では、発声に問題はないと思っています」

指導の先生から言われ、耳鼻咽喉科を受診するケースは多いものです。

診察すると、この方の場合は「扁桃肥大」がありました。

扁桃には「口蓋扁桃（中咽頭にある）」「咽頭扁桃（上咽頭にある）」「舌扁桃（舌の付け根にある）」「耳管扁桃（咽頭扁桃と口蓋扁桃の中間にある）」の4つがあります。子どものときに問題になるアデノイドがありますが、これは咽頭扁桃が腫れるものです。

口蓋扁桃が大きくなっているときに歌うと、声に異変をきたすことが少なくありません。扁桃が大きいかどうかを診る場合、それが病的なものか、生理的なものかということが重要になります。病的の可能性があれば、歌うどころではありませんから、この場合は先行して検査をする必要があります。

生理的に扁桃が大きい場合は、昔と今では考え方が変わってきています。

昔は扁桃が大きければ将来も炎症を繰り返すからと、アデノイドでも同じでしたが、大きければ取っていました。私が医者になり立ての頃には、夏休みになると5～6人の患者さんを並べて、週に2～3回は手術したものです。

しかし、現在は違い、「扁桃組織は有用な免疫組織なので残しましょう」という考え方が浸透して、よほどのことがない限り手術はしません。病的な場合でも、どうしても手術が必要な場合にだけ行うため、手術はすごく限られてきています。

年に何回、扁桃の炎症を起こすかがポイントで、発熱、咽頭痛があって、それが年4〜5回になれば、「慢性扁桃炎」となって、初めて手術の適応となります。

「扁桃腺が大きくて歌うのに支障がある」と言って来られる方がときどきいますが、扁桃だけ大きい単なる「扁桃肥大」は、手術の適応にはならないことを知っておいていただきたいです。

扁桃腺がそんなに大きくなくても、発声時に影響が出るケースもあります。これは咽頭の所見の項でも書いたように発声指導で改善します。

生理的に扁桃が大きい扁桃肥大の場合、ほとんどが成長につれて次第に小さくなります。たまに大きいままの方もいますが、扁桃のグレードには1〜3度まであります。3度というのは、両方の扁桃がほとんどくっつきそうなくらい大きいものです。

私は「歌を歌うのであれば、親指が入るくらいの広さが必要」という基準をつくっています。この基準は、グレードでいうと2度以下になります。

2度までであれば、扁桃が大きいことを考えながら発声をきちんとやれば、歌えないことはありません。ただ発声の仕方が悪く、中咽頭をぐっと締めるような歌い方をしていると、「中咽頭・過緊張発声」になります。

「あなたは中咽頭の締めつけが強いから、これを何とかしないといけないね」

こういう方の場合、歌い方をチェックした上で、呼吸法などの矯正を行ったりします。

「発声のとき、中咽頭腔が狭くならないように指導してください」

指導の先生に、こう依頼することもあります。

咽頭では、「中咽頭狭さく」のほかに、「下咽頭狭さく」も「上咽頭狭さく」も起こります。中咽頭、下咽頭、上咽頭の3つの部分で、狭さくを起こさないような発声法が重要になります。狭さくを起こしたままで発声すると、「過緊張発声」になります。

過緊張発声だけは「発声が悪いから何とかしなさい」と耳鼻咽喉科で自信をもって言える領域です。

過緊張発声は、咽頭と喉頭内腔で起こる現象です。この現象は喉頭内が一番多いのですが、喉頭の中でも声帯レベルで起こっているケース、声帯の直下で起こっているケース、声帯の上で起こっているケースなど、いろいろあります。

この方の場合は扁桃肥大があって、グレードは2度でした。そこで、狭さくを起こさないような方法をアドバイスしました。

たとえば、息を吸うときに喉は開きます。小文式呼吸法をマスターし、その開いた状態でそのまま息を吐く訓練をすれば、咽頭は狭くなりません。たとえば〝あくび〟の状態で声道を広げるだけで問題が解消する場合もあります。結局、呼吸法で問題が解決するわけです。どの部位で起こる過緊張発声でも、小文式呼吸法で改善する例は多いです。

ケース4
練習を続けていると喉が痛くなる
◆音大の学生

この方も、音大に入学したばかりの女性（18歳）でした。「音大に入学し、練習時間が長くなりました。練習を続けると、喉が痛くなります」

これが主訴でしたが、練習が重なると、「音声疲労」につながっていくことがあります。結果として慢性的な「喉頭炎」になったり、場合によっては、機能的に「音声衰弱症」という病気に至ることもあります。

音声疲労は、最初は乾燥感が出ます。そのうちに痰がからんできて、エヘン虫のようになります。次に、声帯が乾燥するために声が嗄れてきます。

歌うときというのは、声帯を1秒間に200回も振動させています。振動している間は血液が流れず、声帯に酸素が行っていません。酸欠状態で歌っていると、どうしても活性酸素が増えます。活性酸素が増えると、そこで炎症が起きます。
「練習は、連続的に行ってもせいぜい1時間までです。内容の問題もありますが、ハードに20分歌ったら練習を止め、10分の休憩を取るようにしてください。炎症防止のために、途中で十分に酸素を取ること。できれば糖分を摂り、筋肉の活性を高めるようなことをしなさい。歌うときには、太ることを考えずに糖分を摂りなさい」

私は、こうアドバイスしました。

また、ハードな練習をすることで、喉が痛くなってしまうこともあります。そうした場合、一時的なアイシングをアドバイスします。

冷やしたタオルを使って急に冷やすことで、筋肉を収縮させます。同時に、血流を止めます。アイシングでしばらく血流を止めてからタオルを外すと、血流の流れが良くなり、筋肉の疲労回復が早まります。ただずっと冷たいタオルを当てていることは危険なことなので、数分でやめることです。

喉頭及びその周辺部は、基本的には冷やさないことです。そして、保温に務めることです。たとえば、選挙演説をして声が嗄れて出ないというときにも、アイシングは効果があります。

歌っている方で、歌の間に氷水を飲んでいる方もいます。
歌っている間はそれでも良いと思いますが、普段は冷たい飲み物などは摂らないほうがよいと思います。飲み物は温かいものを摂る。これが基本です。

ケース5

声を鼻に抜いて響きがつくれない

◆音大の学生

この方は音楽大学の器楽科の学生で、副科で声楽を取っている女性（20歳）です。「自分ではほどほど歌えると思っているのですが、先生から『鼻に抜いて息を持たせなさい。鼻に響かせるの』と言われます。質問しても、『鼻に抜いて響きをつくるのよ』と言われるばかりで、どうしてもわかりません。自分の鼻は悪いのでしょうか、あるいは発声が悪いのでしょうか？」

この方はこうした悩みで受診されましたが、鼻を診ると、鼻の粘膜が非常に腫れていました。「アレルギーはありませんが、鼻が詰まっていることが多いです」とのことです。鼻腔の診察をすると、下鼻甲介、中鼻甲介の腫れが強く、「慢性鼻炎」と診断しました。

前に少しお話ししましたが、鼻の中には3つのタラコがあり、上のほうから「上鼻甲介」

「中鼻甲介」「下鼻甲介」と言います。このタラコとタラコの間を「鼻道」と言い、上のほうから「上鼻道」「中鼻道」「下鼻道」の3つがあります。

この鼻道を空気が通るのですが、この中央にある鼻中隔と各甲介の道は「総鼻道」と言います。総鼻道が開いていれば、鼻は詰まりません。

下のほう、つまり下鼻甲介が腫れてきて総鼻道が狭くなると、鼻が詰まる感じになります。鼻の詰まる方は、だいたいは下のほうが腫れています。

中鼻道、つまり中鼻甲介と下鼻甲介の間が一番肝心で、ここが開いているかどうかが最も重要になります。

中鼻道には大きな空洞（副鼻腔）につながる交通路があります。中鼻道が狭いと、「副鼻腔炎」（膿が生じると「蓄のう症」）になりやすいです。

副鼻腔炎の治療は、一般の耳鼻咽喉科では中鼻道を開放する処置を行っています。血管収縮剤を使って綿棒で中鼻道を開放します。また、点鼻薬も使います。

私は10倍くらいに希釈したステロイド溶液を円筒状の脱脂綿に吸わせ、それを中鼻道に入れて、数分放置します。この方法だと、綿棒で血管収縮剤を使うより、効果が長く続くため、この手法で長らく中鼻道拡大処置を行ってきました。

「先生、今まで出なかった高い声が出るようになりました」

声楽の方にこの治療をしたとき、たまたまこう言ってくれた患者さんがいました。中鼻道の治療をすると、気持ち良く空気が出入りするようになり、歌うときの鼻腔共鳴の感覚が変わって、高い声が出るということです。

そこから、中鼻道と声の関係に注目するようになりました。

「においを嗅ぐように歌うと、大変にきれいな声が出ます」

だいぶ以前に、発声の先生から、こう言われたことがあります。

においを嗅ぐ神経は上鼻道の上、鼻腔の天井部分（嗅裂）にあります。そこに空気を流そうとするなら、中鼻道も開いていなければできません。

においを嗅ごうとするときは、普通に息を吸い込むときとは違います。普通に鼻から息を吸うとき、空気は中・下鼻道を通っています。上鼻道にも少しは通っているのですが、改めて嗅覚を刺激するような気流を上鼻道につくると、嗅覚の神経は目覚めます。

「天井の低いところと高いところで歌うのでは、違うでしょう？　天井が高く取れるような空間ができていれば、それだけ声が上で響く。そういう感覚を持って中鼻道を開け、そこでできるだけ気流をつくりなさい」

歌う方には、こんな説明をすることもあります。

この方の場合、小文式呼吸法で、〝ゆっくりと、においを嗅ぐ部分に息を流していく感覚〟をつかんでもらい、自分で再現性を持たせるようにしていく必要がありました。来院するたびにこちらからプッシュし、その感覚がつかめるようになりました。

「こういうことが〝抜ける〟ということなのか、やっとわかりました」

この方は、こう言って喜んでくれました。

このように鼻腔の通気性が改善することで、喉頭レベルの過緊張発声が改善した例もいくつかあります。

ケース6 週末になると声が出なくなって授業ができない

◆小学校教師

この方は女性（40歳）で、小学校の教師です。教員歴は20年だそうです。

最初の10年ほどは体育祭などのイベントの時期だけ声の調子が悪くなっていましたが、今は週末になると声が出なくなるそうです。日曜日が忙しくて休めなかったときには、次の週は声が出ずに1週間が憂うつになると言います。

「こんなことをしていたらどんどん悪くなることはわかっているのですが、定年まであと20年をどうしようかと不安です。仕事は楽しいけれど、声のことだけはつらい。きれいな声にならなくてもよいけれど、今の声だけは何とかしたい」

彼女の訴えは切実なものでしたが、教職の方の悩みはほとんどがこれです。特に女性にこの悩みが多く、男性では少ない傾向があります。

私は以前、校医をしていたときにときどき授業などを観に行きましたが、男性は腹式呼吸でやっています。

怒鳴っていても、喉を傷めるような怒鳴り方はしていません。男性の場合、こうしないとダメだということがわかってきて、その意識が積極的に腹式呼吸を取り入れることにつながっているのかもしれません。

一方の女性は、あまり積極的にそうしたことに気を回さないようです。声に問題があると声だけを考えてしまう。女性の先生に声の問題が多い背景には、そうしたことがあるように感じます。

一番簡単な方法は、〝休む〟ことです。それが難しければ、現場で怒鳴らないことです。早口でしゃべらないことも、アドバイスします。教職にある方で声が悪くなる方には、息をせずに、早口でしゃべってしまう癖があるからです。途中で、水を飲んで喉を潤すこともアドバイスします。

それでも不十分な場合は、小文式呼吸法を指導します。呼吸法ができてくれば、怒鳴るにしても、バーンと急に声を出す「ハードアタック」（硬起声）ではなく、息を抜いてから声を出す方法も教えます。

学校の先生には、姿勢の話もします。

「息がスムーズに流れるような姿勢をいつも考えてください」

身体の重心の歪みもお話します。スキーのボーゲンのような姿勢で、丹田を使うアドバイスもします。

「あ、息が入ってきた。これで明日もしゃべれる」

学校の先生は疲れ切っているため、これだけですごく喜びます。

教師の中には、息を吸うのを忘れてしゃべっている方が多いです。環境が劣悪になってストレスが加わってくると、呼吸を無視してしまうわけです。

小文式呼吸法を取り入れると、少なくとも板書している間は呼吸ができますから、そのときに、腹式呼吸で十分に酸素を取り入れてもらいます。このことは、疲労回復にもつながると考えています。

「疲労も少なく、楽に1週間が過ごせるようになりました。週末でも楽に声が出るようになり、いつの間にか1週間が終わっていました」

小文式呼吸法をマスターしたこの方は、こう喜ばれました。

ただ、その段階では声は良くなっていません。

「こういう感じなら、あと20年いけます」

教職の方の場合、声が良くなっていなくても、こうした感じになっていただければそれで良いかなと思っています。

というのは、教職の方の場合、声を良くすることが目標ではありません。まずは、楽に声を出せるようになることが目標になるからです。「もう少し良い声で話したい」とか「きれいな声で歌いたい」と希望する方では、音声訓練を続ける方もおられます。

女性の先生の場合、発声よりも、呼吸法をきっちりやることです。

そうすれば、男性の先生がそうであるように、だんだん発声も身についてきます。呼吸法さえきっちりやっておけば、声の悩みを持つ女性の先生がこれほど増えないだろうと考えています。

ケース7

8本が出なくなったので6本にした

◆詩吟

邦楽関係では、詩吟をやる方に声の悩みが多いようです。

「8本が出なくなったので、6本にしました」

詩吟の方は、共通してこうした悩みを訴えられたりします。当初は、何のことかわかりませんでしたが、ピッチ（声の高さ）が下がってきているということなのです。

いかに地の声で芯のある声を出し、高い声でピーンと張りのある声を続けられるか……。ここがポイントになります。

詩吟をやるのは、ある程度の年齢以上の方です。

高齢になると息が浅く、細くなり、息が入らない身体になってきます。それまでできていた腹式呼吸がだんだん胸式になり、それで喉に負担が来るのです。その喉もだんだん狭くなってきています。

詩吟を真剣にやっている方には、私は小文式呼吸法を指導します。この場合、加齢による生理的なことを考えた上でのアドバイスを心がけています。

詩吟など日本古来の芸能は、師匠から弟子に伝えられていきます。

確立した呼吸法や発声法のマニュアルはありません。それぞれの師匠が独自の伝統的な発声法などを持っていますから、発声法も微妙に異なります。詩吟などでは、そうしたことも理解しておく必要があります。

次に多いのは、唾液の分泌機能の問題です。

唾液は、1日に1リットルは出ています。若い頃は唾液もサラッとしていますが、年齢とともに量が減って粘ってくるようになります。そのために喉が乾燥し、声帯に潤いがなくなってしまいます。さらに、痰もからんできます。

声帯の潤いは、車で言えばエンジンオイルのようなものです。オイルが減ってくれば、車は滑らかに動かなくなります。それと同じことが起きているわけです。

かと言って、水をガブガブ飲むことはお勧めできません。水分の補給は必要ですが、水分を取っても声帯のぬめりにはならないからです。

「ハチミツを入れた温かい飲み物をつくっておいて、吟ずる前に飲んでみてください。こうすれば、滑らかに歌い出せるでしょう」

声帯に潤いを与える方法として、こんなアドバイスをします。

ハチミツ入りの温かい飲み物を飲んだとしても、飲料が通るのは食道のため、それが声帯に到達するわけはありません。ただこうした飲み物を摂ると、声帯の後ろの披裂部が潤ってきます。周りにぬめりが出て、声帯の潤いが多少は改善されると思っています。

「おいしいものを食べましょう。『おいしいなぁ』と思って食べると、良い声が出ますよ」

年齢を召された方の指導ではまた、こんなことも言います。

交感神経が優位になると、そうでなくても減っている唾液がストップしてしまいます。

「おいしいなぁ」と思って食べると副交感神経が刺激され、唾液が出てきます。

「私は、食べることにあまり興味がありません」

なかには、こんな方もおられます。この場合、私は「歌は好き？　絵は好き？」と聞いていきます。

「1週間に1回は美術館に行ってらっしゃい。自分の好きな絵の前で、30分くらいじっとしていたら、きっと気持ちがだんだん安らいできますよ。これは絶対に効くから」

絵が大好きであれば、こうアドバイスします。

声帯の潤いのために、やたらにネブライザーを使う方もいます。これは逆にぬめりを取ることになるので、炎症が起きている場合は別ですが、私はいかがなものかと思っています。

疲れて血液循環が悪くなったりして炎症が起きている場合、あるいは黄砂やＰＭ２・５が飛んでいるような時期には、洗浄の目的も兼ねて超音波ネブライザーの使用は大切です。ただし、乾燥予防にはなりません。この場合、使用する溶剤は生理食塩水で十分です。

ケース８

抑揚がなくなって話に魅力がなくなった

◆ラジオキャスター

この方は放送関係の方でした。

「だんだんリスナーの反響が減ってきました。自分で話している分には、特に問題は感じていません。『おかしいな』と思って周囲の人に聞いてみたら、『抑揚がなく淡々としゃべっていて、それがおもしろくない』と言われました」

こう悩みを打ち明けられた女性は、ラジオのキャスターでした。

明るい声と言葉の明瞭度、滑舌……。

放送関係では、こうしたことが基本的に求められます。話声の高さを一定にする必要はありますが、それ以上に大切なのが抑揚です。

キャスターは、話題によってぐっとピッチを上げたり、下げたりします。この方はピッチコントロールができなくなっていたわけです。

原因は、息が少なくなっていたことでした。すなわち浅い呼吸になっていたのです。

そこで、小文式呼吸法を主体に、呼吸量を増やす訓練をしました。1年ほどの訓練で呼吸量が増え、希望通りのピッチコントロールができるようになりました。

ケース9

趣味で始めたコーラスについていけない

◆アマチュアコーラス

この方は女性（50歳）でした。生活にゆとりができ、老後の趣味としてアマチュアコーラスを始めています。

アマチュアコーラスであっても、レベルが高くて難しい曲が多いものです。「同じ歌うなら」と、『第九』などの難しい曲を選択しがちになるからです。

いざアマチュアコーラスを始めてみると、周りはずっと前からやっている人たちばかりで、みんなについていけない。みんなはきれいな高い声を出しているのに、自分は出ない。

この方も、声が出ないということで、アルトに回されていました。

「指導者から、『腹式呼吸をちゃんと理解していないから声が出ない』と言われました。

腹式呼吸を教えてもらいましたが、理解できませんでした。周囲に迷惑がかからない程度に歌っていきたいのです」

これが訴えでしたが、こうした場合、呼吸法をきちんとやらないと歌えません。希望通りになるため、半強制的に小文式呼吸法を覚えていただきました。次に来院するまでの1週間で、家でも教わったことをきちんと練習してもらい、それができるようになったところで、次のステップに進みました。

これまでの経験から、小文式呼吸法をマスターすると、「歌いたい」という感じになるようです。今までは声が出なかったのに、高いところまで声が出るようになるからです。呼吸法が終わった時点で、まずは自分の好きな簡単な曲を1曲完全に歌えるようになる訓練を行いました。これには、歌唱という実践的な発声で呼吸法をチェックするという目的もあります。

何でもそうですが、楽しくなければ続きません。ドロップアウトしないことを考えれば、楽しみをつくらなければなりません。だから、1週間に一つでも、自分で「何となくわかった」と感じられるような何かを得られるようにしています。

この方の場合、好きな曲を1曲完全に歌えるようになることで「できそうだ」という希望を持っていただき、「楽しいな」という気持ちになるようにして進めていきました。それを継続していければ、悩みは解消されていくのです。

ケース10

中音部で声がこもってレガートができない

◆プロの声楽家

この方は女性（29歳）です。念願のオペラ団体に所属し、オーディションで主役の座を射止めました。

「練習しているうちに声がスムーズに流れなくなって、声が引っかかってきました。中音部で声がこもってしまいます。強弱はできるのですが、レガートができません。声帯がどういう状態になっているか、診てください」

こう訴えて来院されました。

歌う方たちの訴えは専門用語が多いため、抽象的でなかなか難しいものです。しゃべっていて声が嗄れるという意味とは違うのですが、本人にとっては非常に重要で、切実なわけです。

こうした場合は、とにかく歌ってもらうことにしています。

しかし、歌を聴いて〝引っかかる部分〟をファイバースコープで診ましたが、所見はありません。次にストロボスコープで診ると、声帯の前⅓に小さなポリープがありました。しかも、声帯の裏側でした。アマチュアレベルではほとんど関係ないような小さなポリープでも、プロにとっては、その部分で声が変わってしまうことが非常に気になるわけです。

もちろん、手術はできません。

こうした方の場合、ハードな練習を毎日行っています。

「ハードな練習でできたポリープのようなものは、早ければ１日完全沈黙をすれば治ります。ただ、３日間はとにかく練習を休んでください。普通の会話はＯＫですが、歌は休んでください」

３日間は歌を休んで４日目に来院していただき、どうなっているかをチェックしました。その３日間は発声抜きで、呼吸訓練だけをやってもらいました。

結果として、小文式呼吸法のリラクゼーションの効果によって、ポリープは消失し、この方はオペラの主役を見事に演じ切られました。

付章

「声を使うプロ」への8つの提言

1 声帯には性格と表情がある

声帯の形や大きさは、人それぞれです。

声帯は人の顔と同じ──。

35年の間、患者さんの喉を診てきて、つくづくこう思います。

世の中には似た顔の方もいますが、まったく違う方もいます。声帯もそれと同じで、声帯が大きい（長い）方もいれば、小さい（短い）方もいます。だから、声帯にも性格があるように思うのです。〝のんびり〟や〝せっかち〟など、それは持ち主の性格に似ているようです。

短い声帯の方は、高い声しか出ません。職業的に見れば、声帯が短い方は、小さな子どもの相手をするのに適しています。自分の声帯が短いとわかったら、「私は高い声しか出ないから、小さい子どもを相手にしゃべる仕事をしよう」ということになるのが本当はいいのですが、実際はそうはいきません。

長い声帯の方が、小さな子ども相手の仕事に就くと大変です。子どもの声に合わせてファルセットで、裏声でしゃべろうとするからです。そのため、しゃべる声の高さ（話声位）の適正さを逸脱して声帯に負担がきます。

声帯の長い方は、短い方よりも音域が広く出ます。それによって、高い音も低い音も出るというメリットはあります。

ただし、声帯の長い方にはデメリットが一つあります。それは、呼吸量が多く必要になるということです。大きなラッパを吹くのと同じで、長い声帯を使いこなすには、呼吸がきっちりできていなければいけません。

息が足りないため、声帯を小さく使って声を出していてトラブルになる……。これが過緊張発声で、長い声帯の方ではよく起こるトラブルです。

さらに、声帯には表情があります。

同じ方の声帯でも、しおれたような感じのときとか、ハツラツとした感じのときがあり、明るい声が出るときと、暗い声になってしまうときがあるということです。

これは、顔の表情とまったく同じです。憂うつなときには憂うつな表情に、うれしいときはうれしい表情になるように、声帯も変化するのです。

「今日は、声帯のご機嫌が悪いね」

患者さんに、私はこういった冗談を言うことがあります。

筋肉がイキイキしていてものすごく調子が良いときと、肩が凝っているときとでは、身体の血液の循環が違います。そうした微妙なところでも、声帯の状態は違ってくるのです。そうした微妙な違いの一つ一つを、病気にしてしまってはいけません。

正常の範囲で、「今日はちょっと顔色が悪くて、ご機嫌斜め」というレベルで、病気として扱って、薬を出すといったことはあまり好ましくありません。そのあたりを見きわめて相談に乗ることができれば、ほとんどは薬を使わず、話だけで解決するように思います。

2 喉頭のポジションは安定させて歌う

発声時、特に歌唱時には、喉頭のポジションをチェックすべきだと思っています。

普通の方が高い声を出そうと思うと、喉頭が上がります。しかし、歌でそれをやるとNGなのです。喉頭が上がると、喉頭の中にある声帯をはじめ、内喉頭筋の調整が難しくなるからです。

「喉頭のポジションは、安定させて歌いなさい」

歌唱指導の先生は、こうアドバイスします。では、具体的にどうするのでしょうか？

私の場合、喉頭を触りながら歌ってもらいます。そのときに甲状軟骨（喉仏）の上下の動きが大きいか、小さいかを知ってもらいます。

甲状軟骨の動き方を見るには、鏡に向かって嚥下運動をしてみてください。ツバをごくんと飲み込んだとき、喉仏はどんな動きをしていますか？　飲み込むときに上に上がりますね。これが「喉頭が上がる」ということです。

喉頭が上がると、途端に硬い声になってしまいます。それまでは深みのある柔らかい声だったのに、「なぜ、こんな硬い声に……」と驚くほどです。

「今日はあなたの声帯の動きが悪くて、表情が全然違うよ」

「いつもと景色が違うなぁ」

そのときにこう表現すると、歌の方にはわかってもらえます。

「喉頭が下がっていますよ」といった表現はあまりしません。「表情が違いますよ」とか「景色が違いますよ」という表現のほうが、歌の方たちは自分なりの捉え方をしてくれて伝わりやすいからです。

喉頭が上がらないようにするには、正しい呼吸法を身につければ解決するのですが、姑息的な対処手段としては、鏡の前で発声しながら、喉仏の動きをコントロールしてみてください。発声のできている人なら、すぐに元に戻ります。

3 自分の声帯の性格を知る

今お話したように、声帯にはその人なりの性格があります。

「自分の性格がわかっているように、自分の声帯の性格も知っておいてください」

私は、患者さんにいつもこう言います。

たとえば、喘息がある方なら、喘息の状況によって声がどう変わるのかという〝今の現実〟を考えていく必要があります。鼻が悪ければ、鼻が悪いことを基本に、〝今起こっている現象〟を考えていかなければなりません。そうしたことを放置したまま声のことばかりを考えるから、改善のポイントがボケてしまうのです。

自分の声帯の性格を知ることは、自分のウィークポイントを知ることにもつながります。

プロであれば、発声法も含め、自分のウィークポイントを知っておくことも大切です。

自分の声にもっと目を向け、できれば「声の知識」を増やす努力もしていただきたいと思います。そのことによって、自分のウィークポイントが少なくなり、新しい道が見えてくるかもしれません。

4　症状を伝えるときは誰にでもわかる言葉を使う

歌手の方には、次のような悩みが多くあります。

「本番を控えて、いつものように声が出なくなった。何とかしてほしい」

「歌っていてスムーズにいかない。自分でいろいろ発声を直してみても、良くならない」

「こんな状態で、本当に思い切り歌ってもいいのでしょうか?」

もう少し難しくなると、声の4要素（ピッチ、ラウドネス、音色、持続時間）を踏まえた細かい訴えが多くなります。

「歌っている中で、ピッチコントロールができない（あるいは、大きさがコントロールできない）」

「声の当りが悪い」

「ロングトーンが出ない」

「教わっている最中に、声がどこかへ飛んで行ってしまう」

このように、症状を伝える言葉が、つい抽象的になりがちです。こうした表現が理解できる耳鼻咽喉科の医者ならよいのですが、そうした医者は少ないです。

その世界以外の人間には理解できない言葉で訴えると、「私にはわかりません。別の医者に……」ということになります。それで臨床音声専門医に診てもらうのならまだよいのですが、忙しい医者の場合は無視してしまう可能性があります。

こうなると、きちんとした対応ができなくなります。適切な対応を望むのであれば、初診時に、できるだけ専門外の人間が聞いても理解できる言葉で症状を伝えることです。

それでもわからなければ、歌唱の方の場合は歌ってください。

5 悪いときだけでなく良い状態のときも診せる

声に悩みを持つ方々は、私たち臨床音声専門医に対して、自分の悩みにいかに対応してくれるかを望まれているはずです。その対応を決める要因として、私たちが患者さんに希望するいくつかのポイントがあります。

悪い状態のときだけではなく、良い状態のときも診せる――。

まず覚えておいていただきたい大切なポイントです。

「悪いときだけ診たら、あなたの悲しい顔しか見ていないことになります。本当はどんな顔をしているかわからないから、ご機嫌の良いときの顔も診せてください」

プロの方に、私はこう言います。ご機嫌の良い声帯を診るとき、ただ声帯を診て、「これがご機嫌の良いときの状態」と知るだけではありません。

呼吸をしたときの状況、リラックスして声を出したときの状態、テンションを上げて発声したときの状態……。このように発声条件をいろいろと変えて声を出してもらいます。

要は、声の健康診断のために定期的に点検させてもらうということです。その都度ファイバースコープの映像を残しておくと、それだけで大きな財産になります。

6 自分の「声の日記」を書く

できれば「声の日記」をつけ、調子の良いとき・悪いときの自分の声を克明に記録していただきたいと思います。特に、プロの方にお願いしておきます。

この記録は、将来に向けて非常にプラスになると同時に、私たち臨床音声専門医にとっても大きな参考資料になります。自分の健康管理をする意味でも、非常に大切になります。声には、精神的な側面がかなり大きく影響します。不安を抱えながらでは、満足できる声が出ない場合もあります。そういうときの状況を詳しく記載しておくことです。

7 自分の声を冷静に聴いてくれるパートナーを持つ

さらに、医師ではなく「自分の声を客観的に聴いてもらえる人」を持つことも大切です。自分一人で歌っていたのでは、良いか悪いかわかりません。コンサートなどで感想を聞いても、普通は「良かった、良かった」と言います。「声の伸びがちょっと悪かった」などと指摘してくれる人はいないものです。

ほめ言葉しか聞けませんから、本当に客観的に、冷静に自分の声を理解し、それを批評してくれる人をそばに置く。これが上達につながります。こうすればきっと、声の悩みを持つこともないでしょう。

8 プロとしての限界に対処する

そろそろ老年期を迎えようとする発声のプロによく聞かれるセリフがあります。

「私、いくつまで声を使っていけますかねえ……？」

私はプロとしての限界は85歳くらいではないかと考えています。これは、あくまでも経験から割り出した数値です（ときどき90歳でリサイタルをされる方もいらっしゃいますが……）。

おしゃべりでも何でも、いつも声を使っている方は100歳を過ぎても音声の衰えを感じさせませんが、現実としては90歳を過ぎると、徐々に心肺機能が低下することもあって、呼吸がしづらくなる方が見られます。

やはり声を長く保つためには、呼吸の管理をしながら、規模を縮小してでも呼吸のトレーニングをすべきかなと思っています。

おわりに　その人の可能性を信じ、解決に努力していくことの大切さ

声に悩みを持つ方が意外に多いこと。訴えられる悩みの内容が、外目から見るのと違い、ご本人にとって大変深刻なものであること……。

〝声の相談医〟を始めた当初、このことにまず驚きました。

そして、すでにお話したように、木下音声研究所とのご縁ができ、音声訓練を

それから35年、〝声の相談医〟として、声の悩みを持つ方と一緒に歩んできました。治療方針を立てて治療を進めるに当たっては、現在も科学的、医学的には実証されていない、裏づけのできない点も少なからずありました。

その場合、私の経験と知識から得たものをできるだけ一つの形として提示してきました。新しい患者さん、珍しい症例を診ながら、自分で新しく研究を進め、一つ一つ自分なりの解決策をつくってきました。

仮説を立て、取り組んだケースもあります。良い結果が出れば、そのプロセスを振り返り、何回もやってきました。

また、声の悩みを解決するための選択肢として、音声訓練を取り上げてやってきました。音声訓練では、呼吸法の基本を身につけてもらい、その上で実践的な発声、効率の良い発声になるための発声法を習得していってもらうことが望ましいわけです。

しかし、声に悩みを持つ多くの方々に呼吸法を習得していただくだけで、発声に関わるトラブルが解消するケースがよくあります。

発声の専門家ではない医療サイドの人間としては、難しい発声法に立ち向かっていかなくても、私どものやってきた呼吸を中心にした訓練で十分に対応できるのではないか、今はこう考えています。


「はじめに」でも書きましたように、本書を読まれ、悩み解決の糸口を見つけるヒントと出会えたでしょうか？

声を使う仕事をする方にとって、生活をしていく上での手段として、〝声〟はなくてはならないものです。

「声は人生」「声は命」、あるいは「命の次に大切なもの」――。

特に芸術的レベルで声を使う方々には、こうした価値観を持っている方が少なくありません。

このような多種多様な〝声の悩み〟を真摯に受け止め、臨床音声専門医（声の相談医）として悩みに真摯に向き合う。問題を解決するために枠をつくらず、その方の持っている可能性を信じ、その解決に努力していく必要がある――。

これが、〝声の相談医〟としての基本姿勢だと考えてやってきました。そして35年間、声の悩みを持つ患者さんと向き合って得た結論でもあります。今後とも、この仕事を続けていく限り、そうした姿勢を貫き通したいと思っています。

声に深刻な悩みを抱えた患者さんが頼りにしているのは、耳鼻咽喉科の専門医です。これからこの領域の専門医としてやっていかれる若い先生方には、こうお願いしたいと思います。

さて、本書の刊行に当たっては、多くの方のご協力をいただきました。

まず、開業した当初、歌唱のプロの診察に当たる上で、特に〝声楽〟に関する十分な知識がなく苦労していたとき、木下武久先生のご紹介で永井和子先生（現・大阪音楽大学名誉教授）とお知り合いになり、現在に至るまで、声楽家として、また声楽指導者の立場から〝声〟に関してさまざまな教えをいただきました。今回は素敵な推薦文までいただき、心より感謝申し上げます。

また本書のタイトルを決めるに当たり、最終的にはこの『声の悩みを解決する本』に決めたものの、本の内容から少しおこがましく、やや独善的な感じを拭い切れないこともあって、他に何か良いサブタイトルはないものかと考えていました。ちょうど3年程前、私の診療所に来られていた道上洋三さん（ABC放送・おはようパーソナリティー）に相談したことがありました。

「実はこんな内容の本を書いてみたいのだが、どんなタイトルが良いと思いますか？」と。即座に「〝文殊の知恵のひとりごと〟なんていうのはどうですか！」

と答えていただきました。このことを想い出し、『音声専門医35年――「文殊の知恵」のひとりごと』とサブタイトルを決めるに至りました。さらには立派な推薦文までいただき、道上さんにはこの紙面をお借りしてお礼を述べさせていただきます。

そして音声訓練をするに当たっては、その人の身体機能、中でも姿勢、身体のバランス感覚、重心の位置などを視野に入れて進めるため、その領域に詳しい専門家との連携が必要です。この度、日頃お世話になっているスポーツトレーナーの萩本晋司氏に貴重なコメントを頂戴いたしました。ありがとうございました。

また私とともに音声訓練に携わってくれています音声訓練士の森本まどか、天野井佑圭子、足立有美、福原亜季の諸氏には、この本の作成に当たっての御協力を感謝します。特に音声訓練の手法の執筆を担当してくれました森本まどか氏、またそこに挿入するイラストを担当してくれました文珠美紗（私の次女）に感謝を表します。

最後に、私事になりますが、昨年8月に結腸がんにかかり、2ヵ月間入院しました。病気療養のこともあり、一般診察は10月で辞めましたが、本の作成だけは何とか早く形にしたいとの願望もあって、㈱現代書林の企画編集の方々には無理なお願いをいたしました。その願いを気持ちよく引き受けてくださって、着手1年で本を完成させてくださり、心より感謝しております。編集協力をいただいた西山恵司、㈱現代書林の小野田三実、粟國志帆、各諸氏には、この紙面をお借りしてお礼を述べさせていただきます。

これで筆を擱きたいと思います。ありがとうございました。

平成28年10月

文珠敏郎

参考文献

『こえとことばの科学』　林義雄 著／鳳鳴堂書店

『音声治療学』　小池靖夫 著／金原出版

『呼吸入門』　齋藤孝 著／角川書店

『声がよくなる本』　米山文明 著／主婦と生活社

『こえの知識』　加藤友康 著／鳩の森書房

『人体のしくみに驚かされる本』　ライフ・サイエンス研究班 編／河出書房新社

『呼吸・発声・歌唱』　D・F・プロクター 著　原田康夫 訳／西村書店

『声の検査法　第2版　基礎編』　日本音声言語医学会 編／医歯薬出版

『声の検査法　第2版　臨床編』　日本音声言語医学会 編／医歯薬出版

著者略歴

文珠敏郎（もんじゅ　としお）

医学博士
南大阪音声クリニック（小文式音声訓練研究所）特別顧問

昭和11年、大阪市生まれ。昭和29年、大阪府立住吉高校卒業。
昭和37年、大阪医科大学卒業。
同年、京都大学医学部耳鼻咽喉教室入局。聴覚研究グループに所属し、
「中枢難聴鑑別診断に関する研究」で学位を取得する。

その後、奈良の天理病院で10年の勤務医を経て、近畿大学医学部に着任。
そこで臨床音声学を故・小池靖夫先生に就いて研鑽する。

昭和56年、大阪市内に耳鼻咽喉科を開設。
音声クリニック（音声相談コーナー）を併設して35年、「声の相談医」として、
プロ、アマを問わず、多くの声の悩みの解決に尽力する。

平成28年3月、自身の医院を閉め、
現在は大阪市阿倍野区の「南大阪音声クリニック」の特別顧問として、
後進の育成並びに声の悩みを持つ方々の相談医として活躍している。

著書に『大切な声を守り続ける本』（現代書林）などがある。

声の悩みを解決する本

2016年11月15日　初版第1刷
2020年11月12日　第3刷

著　者 ―――――――― 文珠敏郎（もんじゅとしお）
発行者 ―――――――― 松島一樹
発行所 ―――――――― 現代書林
〒162-0053　東京都新宿区原町3-61　桂ビル
TEL／代表　03(3205)8384
振替00140-7-42905
http://www.gendaishorin.co.jp/

ブックデザイン ―――― 藤田美咲
図版・イラスト ―――― 文珠美紗
呼吸法プロセス ――― 森本まどか

印刷・製本　広研印刷㈱
乱丁・落丁本はお取り替えいたします。
定価はカバーに表示してあります。

ISBN978-4-7745-1595-3 C0073